La viande

Dr Jean-Michel Lecerf

La viande

Un peu, beaucoup, passionnément, pas du tout

Dans le vif
BUCHET • CHASTEL

ISSN : 2427-6650
ISBN : 978-2-283-02947-3

SOMMAIRE

INTRODUCTION

Elle a été la nourriture convoitée par excellence, elle est maintenant mise en accusation. La viande, cet aliment symbolique, recherché, au cœur de la gastronomie française et occidentale, est l'objet de toutes les critiques. Cette remise en question semble concerner les dimensions nutritionnelles, sanitaires, culturelles, éthiques, écoenvironnementales. Le débat fait rage : les protagonistes s'opposent, les arguments sont affûtés, les positions se crispent jusqu'à la caricature. On pourrait cependant dire qu'il n'y a pas de fumée sans feu, et les accusations méritent d'être écoutées ; au chapitre de la défense, le plaidoyer vaut aussi d'être entendu. Il nous faudra faire dans la nuance plutôt que dans les injonctions ou dans les propos incendiaires.

Il en va ainsi de la nutrition. En effet, la composante émotionnelle, voire affective, de l'alimentation est considérable. Car nous ne mangeons pas des nutriments ni même des aliments, mais des plats, des recettes et, au-delà, des symboles, des souvenirs, des « racines ». C'est pourquoi, en tant que mangeur, chacun est expert en alimentation et a quelque chose à dire sur son assiette. C'est légitime. Au risque de ne pas prendre assez de recul. Au risque de faire preuve de parti pris en voulant généraliser ses choix et ses préférences. Au risque de faire de la nutrition un combat sans en percevoir toutes les facettes. Au cœur de positions contradictoires, d'avis péremptoires, de peurs exacerbées, de positions instrumentalisées, le consommateur doute et rejette : ainsi le sucre, puis le beurre, le gras, le pain, le gluten, le lait, les légumes, le cuit, la charcuterie, le soja, la viande sont attaqués, voire vilipendés.

Et pourtant, il ne faut pas esquiver le débat, il est important. Les enjeux sont essentiels, car la santé dépend en partie de l'alimentation qui dépend, quant à elle, de l'agroalimentaire ; et l'agroalimentaire est un moteur des activités humaines, avec des répercussions économiques, sociétales et environnementales majeures.

Ce sont tous ces aspects que nous essaierons de présenter, sans passion mais avec conviction, pour tenter de démêler le vrai du faux, les risques et les dangers de toutes les positions, parce que « la vérité » est sans doute encore à chercher.

CHAPITRE I

SOCIOLOGIE ET COMPORTEMENT

Notre alimentation s'inscrit dans une histoire et une culture collectives ; elle appartient aussi à notre nature humaine. Dans l'histoire de l'humanité, la consommation de viande est fluctuante. Les études paléontologiques sont fondées sur des techniques scientifiques de plus en plus sophistiquées, telles que l'analyse des restes alimentaires à partir des « poubelles » préhistoriques, des usures de dents, des outils, des peintures ; les proportions d'isotopes stables dans les os humains permettent, depuis une trentaine d'années, de comprendre que l'homme du paléolithique était un consommateur important de viande ; mais il était surtout opportuniste, c'est-à-dire que, grâce à son omnivorisme, il mangeait ce qui était disponible. Un certain nombre de chercheurs pensent d'ailleurs que cet homme préhistorique était plus charognard que chasseur.

Ces études ont été rapprochées de celles portant sur les tribus indigènes, étudiées au XXe siècle par des anthropologues tels que S. Boyd Eaton, vivant comme nos ancêtres du paléolithique de la chasse et de la cueillette. Le scientifique américain a analysé le régime alimentaire de ces populations et a mis en évidence un apport très important en protéines, près de 40 %, au lieu des 12 à 15 % consommés par la majorité des populations du XXe siècle.

En effet, l'absence de culture céréalière ne permet pas un apport élevé en glucides. Le régime dit « paléolithique » qui comporte de la viande, des noix, des légumes, fruits, baies et plantes aromatiques est aujourd'hui devenu une mode ; il est pourtant peu transposable de nos jours, notamment parce qu'il était associé à une activité physique intense. Le feu, et donc la cuisson, a permis aux peuples de faire un bond en avant en augmentant la digestibilité de la viande ainsi que sa conservation et, par conséquent, sa disponibilité. Certains paléontologues et primatologues affirment que la viande cuite, en fournissant plus de calories et de protéines, a permis d'économiser l'énergie nécessaire pour digérer les végétaux et de la consacrer au cerveau. Mais la cuisson au feu de bois génère des molécules peu recommandables, tels les amines hétérocycliques et les hydrocarbures aromatiques polycycliques dont on connaît désormais le caractère cancérogène. Il est toutefois probable que la mortalité précoce, souvent accidentelle, ne laissait pas beaucoup de temps aux cancers de se développer même s'ils existaient, tout comme l'athérosclérose, ainsi que l'on a pu le mettre en évidence sur des corps momifiés ou congelés retrouvés et étudiés récemment.

Au néolithique, l'élevage, avec le lait et les œufs, et le début de l'agriculture ont permis de diversifier la nourriture. Il faut souligner que, de la préhistoire à nos jours, les habitudes alimentaires ont toujours été conditionnées par la disponibilité alimentaire. L'habitat s'est donc concentré près des points d'eau, rivières, lacs, mers, qui sont également des lieux de pêche permettant aussi la consommation de poisson dont certains font l'hypothèse qu'elle a pu contribuer au développement cérébral grâce aux fameux oméga 3 (quoique la viande des animaux terrestres sauvages n'en soit pas exempte). Il est en tout cas certain que l'omnivorisme a été un atout pour la sécurité alimentaire, en termes à la fois de disponibilité et de variété, et le gage d'une meilleure nutrition.

Dans l'Antiquité grecque et romaine, la viande faisait partie du régime alimentaire courant et figurait dans la cuisine traditionnelle. Le célèbre médecin grec Hippocrate énonçait ce principe aujourd'hui totalement d'actualité : « que ton alimentation soit ton médicament ». Tout comme les philosophes, il prônait la modération.

Une bonne exégèse

Certains ont voulu interpréter les passages de la Genèse, où il est écrit que l'homme ne se nourrissait que de plantes dans le paradis terrestre, comme la preuve que, avant le péché originel, l'homme était végétarien, voire végétalien.

L'autorisation de consommer des animaux n'aurait été donnée qu'après le Déluge.
Selon la tradition chrétienne, la compréhension littérale ne peut être retenue comme grille de lecture de la Bible. La Genèse, l'un des livres les plus importants de l'Ancien Testament, a essentiellement pour but de nous montrer comment l'homme a refusé Dieu et s'est détourné de lui en voulant l'égaler et donc s'en passer.
Ainsi, il ne faudrait pas lire au premier degré les passages qui décrivent avec délectation la place des viandes savoureuses comme une incitation au carnivorisme, mais un signe de joie, don de Dieu. La Bible n'est pas un traité alimentaire, même si la nourriture y a une place importante, témoignant du fait que l'histoire du peuple élu s'inscrit dans une histoire humaine.

Le Moyen Âge, en Occident, est marqué par deux éléments majeurs concernant la place de la viande. Le premier porte sur sa disponibilité, relativement faible tant que la forêt domine l'espace rural, car les pâturages sont peu abondants et la stabulation n'est pas pratiquée. De surcroît, la chasse est réservée aux seigneurs et aux nobles. Lorsque la peste décime une part importante de la population, le ratio homme-bétail diminue, accroissant la disponibilité en viande. Les documents anciens font état d'une augmentation considérable de la consommation, jusqu'à plusieurs livres par jour, suivie d'une décroissance progressive jusqu'aux très bas niveaux du XVIIIe siècle et du début du XIXe siècle.

Le second élément, très important au Moyen Âge, est celui de la symbolique alimentaire. En effet, la spiritualité concerne alors tous les domaines de la vie quotidienne, mêlant croyances et segmentation sociale de la société. De fait, la symbolique occupe toujours une place essentielle dans l'alimentation. Ainsi, les volatiles, en particulier ceux les plus éloignés du sol et qui sont plus près du ciel, sont considérés comme plus dignes d'être consommés et donc, à ce titre, réservés aux nobles et aux seigneurs. Cygnes, hérons, flamands roses et oies sauvages sont couramment servis à la table des « grands ». À l'inverse de la basse-cour réservée au peuple, de même que le porc vivant dans la boue.

À la Révolution française, la viande est devenue de plus en plus convoitée et recherchée, parce qu'elle est rare. Le peuple, qui est pauvre, se nourrit à l'époque de blé (froment) et de sarrasin (blé noir). Le pain est d'ailleurs l'objet d'enjeux politiques, et la pauvreté sans doute en partie à l'origine des jacqueries précédant la Révolution. Heureusement, peu de temps auparavant, Parmentier, avec le soutien de Louis XVI, a pu importer la pomme de terre, qui a fini par s'imposer dans l'alimentation des Français.

Sous le Premier Empire, puis sous Napoléon III, la préoccupation alimentaire est encore l'enjeu de nombreux conflits, notamment avec le blocus continental qui mène indirectement au développement de la betterave sucrière. Confronté à la pénurie de beurre, trop rare et trop cher, Napoléon III demande au chimiste français, Hippolyte Mège-Mouriès, de mettre au point une matière grasse bon marché : la margarine. Pour garantir à chacun l'accès à une nourriture suffisante, le prix du pain, considéré comme une base vitale, est fixé par l'État (à un niveau bas)... jusqu'en 1978.

À partir du milieu du XIXe siècle, la stabulation et les modes d'alimentation du bétail se développent, avec notamment l'introduction des plantes fourragères ; ces techniques, comme la zootechnie, permettent une augmentation notable de la productivité animale. L'élevage progresse parallèlement à la population humaine et s'intensifie au détriment de l'élevage extensif. Dès cette époque, la nutrition animale commence à avoir recours à des suppléments protidiques d'origine animale afin d'améliorer la valeur biologique des protéines végétales.

Au début du XXe siècle, la consommation de viande est d'environ 40 kg/an et par Français alors que celle de pain atteint plus de 180 kg/an/personne (par comparaison, au début du siècle précédent, la consommation de pain était du double et celle de viande de la moitié, ce qui témoigne à la fois de la grande pauvreté et de la monotonie alimentaire). Avec les revendications sociales de l'entre-deux-guerres, la viande devient un enjeu de société important : « défendre son bifteck » remplace « gagner son pain à la sueur de son front » ! La productivité croissante et les exigences sociales conduisent à la démocratisation de cet aliment symbolisant l'accès à la richesse, possible grâce à la diminution du coût de production et du prix de vente. Les bas morceaux (avant) sont délaissés au profit des morceaux arrière, des steaks à griller. Chaque Français veut, et peut, consommer de la viande midi et soir.

Le « mur de l'estomac [1] » est atteint au milieu des années 1980, avec une consommation de près de 100 kg/an/personne exprimée en poids-carcasse (ce qui surestime la consommation réelle puisque sont intégrées ici les parties non consommables comme les os ou les tendons). En 1981-1982, l'association Frères des Hommes lance sa campagne « Mieux se nourrir ici, vaincre la faim là-bas », révélant l'utilisation importante de tourteaux de soja et de céréales provenant de ce que l'on appelait le « tiers-monde », pour la nourriture des animaux, porc et volaille surtout. On découvre alors que nos pays, consommateurs de viande, exploitent des terres agricoles du tiers-monde au détriment des cultures vivrières. Cette analyse économique, bien qu'un peu simpliste, constitue les prémices de la découverte de la mondialisation, et de l'interrelation de nos modes de vie ainsi que de la complexité des circuits économiques.

En 1996, un événement dramatique induit un ralentissement de la consommation de viande et surtout une prise de conscience de l'importance des circuits de production : le scandale de la « vache folle » ou ESB (encéphalopathie spongiforme bovine). Il s'agit d'une affection causée par le prion responsable de la maladie de Creutzfeldt-Jakob, sévère maladie neurodégénérative mortelle

1. Expression signifiant qu'il n'est guère possible de remplir plus l'estomac.

du cerveau. Jusqu'à cette menace d'épidémie, elle n'avait été observée qu'en cas d'anthropophagie, à la suite de la consommation du cerveau ou de la moelle épinière. On se rend compte que sa transmission est due à l'utilisation de « farines » animales fabriquées à partir de carcasses cuites, mais à une température insuffisante pour détruire le prion présent dans les tissus. Et le grand public apprend avec stupeur que de la farine d'origine animale entre dans la composition des aliments pour bovins... Heureusement, seuls quelques cas de maladie de Creutzfeldt-Jakob ont réellement été recensés au lieu des milliers qui avaient été annoncés.

Une réduction transitoire de la consommation de viande s'est ensuivie. Un mouvement anti-viande s'est lentement installé pour des raisons multiples : écologiques, environnementales, tiers-mondistes, altermondialistes, philosophiques, éthiques, sanitaires, rejoignant certaines motivations prônées par le végétarisme.

NOTE ANTHROPOLOGIQUE

La nature humaine est une, mais elle est aussi diverse. La génétique nous montre que le génome humain est unique, il ne peut y avoir de croisement entre l'espèce humaine et une autre espèce animale : il n'y a qu'une seule race, la race humaine. Cependant, il existe autant d'individus différents que de personnes, tant les polymorphismes sont innombrables et fondent une partie de nos différences. Même des jumeaux monozygotes sont différents dans l'expression d'un certain nombre de leurs gènes, en raison de l'épigénétique – cette modification d'origine environnementale de la fonction de nos gènes. Certes, l'homme en partage la majorité avec les grands singes, mais il ne descend pas de ces derniers. Ils ont des ancêtres communs, puis des divergences et des séparations irrévocables sont apparues : ainsi, seul l'homme enterre ses morts et cherche à comprendre d'où il vient, où il va, et quel sens donner à sa vie.

L'alimentation participe à cette recherche de sens, au moins d'un point de vue symbolique. En nous nourrissant, nous entrons en relation avec les autres, et aussi avec le monde. C'est sans doute ce qui explique l'importance considérable de cette composante de notre relation à la nourriture qu'est le « principe d'incorporation » : nous sommes ce que nous mangeons, plus encore, nous devenons ce que nous mangeons. Il y a là, certainement, une explication majeure à de nombreuses pratiques et, aujourd'hui encore, à nombre positions en matière d'alimentation. Manger de la viande, c'est incorporer la chair de l'animal, c'est prendre sa force, ses qualités : ainsi, les Romains recommandaient de la viande de buffle aux lutteurs, du lièvre aux sauteurs, de la gazelle aux coureurs. Ce principe d'incorpora-tion prévaut encore aujourd'hui chez certains « viandards » ; la couleur rouge de la viande n'y est probablement pas étrangère, évoquant le sang, la colère, la force.

Le principe d'incorporation

Une expérience très classique, menée par Carol Nemeroff et Paul Rozin en 1989, illustre bien en quoi consiste ce principe.
On commence par décrire à un groupe d'étudiants deux cultures imaginaires chez les Chandorans, des insulaires qui chassent la tortue marine et le sanglier. Dans la première, le mets préféré est la tortue marine, et le sanglier est chassé seulement pour ses défenses. Dans la seconde, le mets favori est le sanglier, et la tortue est exploitée pour sa carapace. Les Chandorans ne se distinguent que par leur alimentation. On demande ensuite aux étudiants d'attribuer au Chandoran moyen des adjectifs à partir d'une liste : ils représentent les mangeurs de sanglier comme ressemblant au sanglier et les mangeurs de tortue comme ressemblant à la tortue.
La même expérience est répétée avec une autre culture fictive, celle des Hagi, qui sont soit végétariens mais chassent l'éléphant pour le commerce de l'ivoire, soit mangeurs de viande d'éléphant mais cultivent des légumes pour les vendre aux tribus voisines : toutes les caractéristiques animales sont alors attribuées aux mangeurs d'éléphant.
Nous sommes donc ce que nous mangeons : principe d'incorporation et « manger magique » sont de fortes croyances.

Des philosophies orientales, telle la macrobiotique – fondée sur l'opposition du yin et du yang dans toutes les composantes de l'univers –, ont porté à son extrême cette pensée magique, en conseillant de soigner les organes avec certains aliments, en fonction de leur ressemblance morphologique : les noix pour le cerveau, le chou-fleur pour les poumons, les haricots pour les reins… On peut en sourire, mais cela témoigne fortement de ce principe universel d'incorporation. Celui-ci trouve son expression maximale dans les pratiques d'anthropophagie où la chair du parent est consommée pour en garder l'âme ou bien, à l'inverse, où la chair de l'ennemi est dévorée pour en éliminer l'esprit. Toutefois est ici franchie une limite à notre humanité civilisée qui considère que certains comportements sont des transgressions universelles : l'anthropophagie, l'inceste, le sacrifice humain en font partie.

Alors, notre nature humaine est-elle omnivore, carnivore ou végétarienne ou encore végétalienne ? Ce principe d'incorporation ne peut permettre de trancher. La ressemblance avec d'autres espèces animales non plus : la plupart des grands singes sont frugivores et obligés de consommer d'énormes quantités de nourriture ; le tube digestif et la denture des herbivores, des ruminants, des rongeurs et des félins n'ont rien à voir avec les nôtres, même s'ils ont certains points communs. L'homme est omnivore, pas tant par ses caractéristiques anatomiques que par sa condition qui lui permet de s'adapter à l'alimentation disponible, de chercher à multiplier les sources alimentaires pour assurer sa croissance, son développement, sa longévité et sa descendance. Il est fondamentalement omnivore, car ce fut la condition non seulement de sa survie, mais aussi de son expansion, et son génie créatif en résulte. Cependant, son adaptabilité a permis que des populations entières puissent être des « carnivores obligatoires » consommant presque uniquement des poissons et des mammifères marins comme les Inuits, ou bien des végétariens comme certaines populations indiennes, ou encore de très gros consommateurs de produits laitiers comme les peuples africains, Peuls ou Massaï. Il en est ainsi de la diversité humaine et de l'adaptation de l'homme à son environnement.

S'il est une caractéristique de notre humanité, en termes d'alimentation, il faut sans doute la chercher dans les finalités de l'acte alimentaire qui sont au nombre de trois : nourrir, réjouir, réunir. Manger est certes un acte de survie, un signe de vie : ne dit-on pas un « bon vivant » ? Et se nourrir est aujourd'hui un moyen reconnu de santé, de « bonne » santé (la notion de bien portant a d'ailleurs évolué avec le temps). Ingérer des nutriments nous permet d'assurer croissance et entretien du corps : c'est une nécessité biologique. Ce n'est pas la seule fonction : manger procure du plaisir, le premier plaisir étant la correction du déplaisir qu'est la faim. Cette fonction est même plus, c'est une motivation, on pourrait dire un désir. En ce sens, le plaisir alimentaire pourrait être premier, c'est celui qui nous pousse à manger. Il est par conséquent très utile que les aliments les plus nourrissants soient aussi ceux qui nous procurent le plus de plaisir. Si les plus agréables avaient été les moins nourrissants, nous n'aurions pas survécu. Si nous n'avions pas de plaisir à manger, si nous en perdions le goût, nous perdrions le goût de vivre, nous ne mangerions pas et mourrions de faim ! N'est-il pas essentiel que l'évolution ait permis (ou que le Créateur ait voulu ?) que le plaisir soit associé à des fonctions vitales pour la survie de l'individu et de l'espèce humaine telles que la nutrition et la sexualité ? Et quel plaisir plus grand y a-t-il que de manger lorsque l'on a faim ? La faim est au service du plaisir, lequel est ainsi au service du nourrir. Ce plaisir peut toutefois s'amplifier au risque d'un déséquilibre et d'une perte de sens, lorsqu'il devient une fin unique en soi, déconnectée des autres finalités. La troisième fonction universelle de l'alimentation réside dans la relation, l'échange, le partage que permet le repas, la rencontre. Ne dira-t-on pas : « Je le connais, j'ai mangé avec lui » ? Ou encore, comme l'écrit l'anthropologue Françoise Héritier-Augé : « L'autre, c'est d'abord celui qui ne mange pas comme soi. » Lors du repas, à travers le repas, nous livrons un peu de nous-mêmes. La rencontre se fait autour d'aliments qui ont un sens partagé, parce qu'ils traduisent une culture commune ; mais le partage peut naître aussi de la découverte de cultures et donc de modes alimentaires différents. La nourriture, comme la musique, apaise les mœurs, aplanit les difficultés, nous rend un peu plus semblables dans notre humanité, sans pour autant nous faire abandonner les différences qui nous enrichissent. Malheureusement, l'alimentation devient parfois l'objet de tensions, de conflits et de crispations au lieu de nous rassembler.

Autour de ce triptyque, nourrir-réjouir-réunir, s'épanouissent la convivialité et la commensalité (les mœurs alimentaires et les codes du repas) qui nous permettent à la fois de nous identifier et de nous rassurer. Le repas partagé est aussi un régulateur efficace de notre comportement alimentaire.

Ainsi, l'homme est un mangeur, omnivore, gourmand et social. On pourrait rajouter intermittent, car il ne mange pas tout le temps, comme le font l'herbivore ou le granivore, mais à des moments précis, les repas, et il cuisine, il transforme les aliments. Jean Trémolières, considéré comme l'un des pères de la nutrition moderne en France, définissait un aliment comme une « denrée comestible, nourrissante, appétente et coutumière ». C'est un bon résumé dans lequel chacun des termes est essentiel.

VIANDE ET CULTURE

L'alimentation est une culture, avec ses forces et ses défauts. Cette culture s'inscrit dans une histoire, une tradition, une religion, un patrimoine, une symbolique. Elle est partagée par un groupe social, un peuple, une nation. Tout cela n'est pas figé mais évolue. La viande n'échappe pas à cette culture, elle en est même parfois un symbole.

Depuis plus d'un siècle, la viande est l'objet de toutes les convoitises, en tant qu'« aliment des riches ». Pourtant, il ne faudrait pas occulter le fait que les protéines, nutriments essentiels qu'elle apporte, sont le constituant vital par excellence. Les populations qui consomment moins de 10 %

de leur ration énergétique (calories) en protéines ont une prévalence majeure de sous-nutrition (ce qui ne signifie pas que l'on ne puisse avoir recours à d'autres sources de protéines). Cette appétence pour la viande s'observe dans tous les pays. Elle est, en effet, un marqueur de développement socio-économique (même si l'on peut considérer qu'elle peut aussi être à l'origine de problèmes économiques). Ainsi, alors que sa consommation décroît dans de nombreux pays occidentaux, elle est fortement à la hausse dans le Maghreb et le reste de l'Afrique, en Inde, en Chine...

D'abord convoitée parce que chère, la viande est ensuite davantage consommée parce que son prix baisse. On assiste ainsi à une accélération de sa consommation quitte à ce que la baisse de prix accentue les désordres associés en termes de production et d'environnement. Cette dynamique est universelle : quand le prix de la viande est élevé, les classes sociales élevées sont les plus grandes amatrices ; les classes sociales moyennes vont chercher à y accéder et enfin la démocratisation atteindra les classes les moins aisées. Alors, les plus riches commencent à se détacher de cet aliment qui n'est plus un marqueur visible de leur richesse. En France, nous en sommes à ce stade. Cependant seule une part de la baisse de consommation de viande est transférée vers une alimentation végétarienne : car le végétarisme est un comportement qui a d'autres ressorts, d'autres déterminants.

C'est en raison de ce statut économique et symbolique que la viande a pris une place aussi prépondérante dans l'alimentation des Français. La gastronomie française, celle de la grande cuisine bourgeoise, comme celle de toutes les couches sociales du pays, a magnifié cet aliment et l'a mis au premier plan. Le plat de viande est devenu l'axe essentiel du repas ; plus encore, la dénomination du plat principal est maintenant celle de la viande. Les légumes sont passés au deuxième rang, comme simple garniture pour ne pas dire décoration, et ils ne sont parfois même pas désignés.

Mais la dimension culturelle ne se résume pas à l'aspect quantitatif des choses, elle s'inscrit aussi dans une gastronomie qui tire son inspiration des ressources locales en développant mille et une recettes qui sont autant de signes d'une identité. Ces recettes sont à elles seules un patrimoine auquel chacun peut s'identifier. L'alimentation devient ainsi une valeur partagée, rassurante, car coutumière.

Cette dimension s'estompe, sans disparaître, avec la moindre pratique de l'art de cuisiner à domicile ; néanmoins, c'est au restaurant, ou lors des repas dominicaux ou festifs, que l'on entretiendra ce mythe unificateur. La convivialité, c'est-à-dire le plaisir d'être ensemble, et en l'occurrence de manger ensemble les mêmes choses, est l'expression de l'une des fonctions de l'acte alimentaire. Ce « manger ensemble » n'est pas figé et concerne aussi les plus jeunes, même si ce n'est pas autour du coq au vin, du canard à l'orange ou du lapin aux pruneaux, mais du kebab et du hamburger que la convivialité trouve sa vigueur.

À la même table

La commensalité est aussi une dimension importante des pratiques alimentaires. Ainsi, dans certains milieux, il reviendra au chef de famille de découper le gigot ou la volaille ; les meilleurs morceaux seront attribués selon les cas aux aïeux, aux hommes qui travaillent ou aux femmes enceintes ; au Maghreb, chacun se sert à la main dans un plat circulaire de viande et de légumes déposé au centre de la table. La tradition va aussi être influencée par les fêtes religieuses, même si les pratiques (religieuses) et leur sens ont été oubliés : l'agneau à Pâques, la dinde à Noël... Tout cela est structurant.

Malheureusement, mondialisation, paresse, abandon des pratiques culinaires, pression des grands groupes de restauration et de distribution, etc., ont conduit à une uniformisation des pratiques alimentaires. De façon un peu désastreuse, y compris sur le plan nutritionnel, quand la monotonie l'a emporté. Ainsi le sacro-saint bifteck-frites comme la viande grillée-salade se sont généralisés, alors qu'il n'y a guère de repas moins équilibrés. Au détriment des pot-au-feu, blanquette de veau, ragoût, carbonnade, bourguignon et petit salé, mais aussi des abats, sommets de la culture culinaire : langue de bœuf sauce piquante ou sauce câpres, rognons au madère, ris de veau, tripes à la mode de Caen... dont la diversité est réjouissante.

La consommation de viande devient un automatisme attristant et finit par perdre son vrai sens, celui qui nous rattache à des racines et à des souvenirs. Les recettes et les plats cuisinés, traditionnels ou non, comme la charcuterie, échappent en grande partie à cette menace non seulement parce que l'aliment réveille ces évocations, mais aussi parce qu'il stimule les papilles gustatives. Plaisir et culture se rencontrent dans une belle harmonie qui rejoint les esprits et les cœurs.

MANGEUR DE VIANDE OU NON ?

L'homme est donc un mangeur omnivore, gourmand et social. Peut-on imaginer diviser le monde en deux catégories, les mangeurs de viande et les non-mangeurs de viande ?

Mangeurs de viande

En sciences humaines comme en biologie, considérer un unique paramètre serait prendre le risque d'être véritablement réducteur.

Comme le pain, la viande a longtemps été l'aliment universel en France. Cependant, il y a une différence entre ceux qui en consomment deux fois par jour et ceux qui en mangent deux fois par semaine, entre carnassiers et épicuriens. C'est en direction des premiers que portent les efforts du nutritionniste, comme nous le verrons plus loin, malheureusement, les injonctions ne touchent pas toujours la bonne cible. En effet, non seulement les gros consommateurs sont les plus récalcitrants à toute réduction, mais ils cumulent aussi les risques pour leur santé : plus souvent fumeurs, consommateurs d'alcool, sédentaires, en surpoids. Sur le plan alimentaire, les viandes grillées, voire au barbecue, se succèdent de façon monotone, tandis que les légumes sont fréquemment absents. Quant à la consommation de hamburgers, elle traduit un appauvrissement culinaire culturel et nutritionnel dramatique. Il y a enfin les irréductibles, les « viandards » qui, par goût ou par vocation, veulent à tout prix leur pavé de viande rouge comme un étendard.

Aujourd'hui, cependant, une grande majorité des Français mange de la viande une fois par jour avec une certaine diversité. Les repas, parfois végétariens, sont très rarement dépourvus de protéines animales.

Non-mangeurs de viande

Il ne s'agit pas ici des non-mangeurs occasionnels mais des végétariens ou des végétaliens. En Occident, les végétariens décident de ne pas manger de viande pour des raisons multiples que l'on pourrait qualifier de philosophiques ou morales, au sens large ; comme Platon et Pythagore, dans l'Antiquité grecque, qui légitiment l'exclusion des produits animaux pour des raisons éthiques.

Alimentation et traditions spirituelles

Les motivations religieuses sont des obligations par rapport à une règle et non pas un choix *a priori*. Dans le bouddhisme, la suppression de la viande est motivée par une pratique religieuse. De même que les hindous,

certains adventistes (aux États-Unis surtout), ou bien des ordres religieux catholiques tels que les Trappistes, ont une alimentation végétarienne. Chez ces derniers, comme dans d'autres congrégations monastiques, elle s'associe aux vœux de pauvreté, de chasteté (en tant que respect de l'autre) et d'obéissance.
Le mouvement végétarien moderne est né dans les pays anglo-saxons au XVIIIe avec le siècle des Lumières. Le terme « végétarien » n'est apparu qu'au XIXe siècle. Le végétarisme s'est lentement installé sur le continent dans les années 1960. Sa pratique s'est inscrite dans les mouvements contestataires et non violents, d'inspiration gandhienne, avec des figures telles que Lanza del Vasto, fondateur des Communautés de l'Arche.

Les préoccupations écologiques environnementales et tiers-mondistes sont plus récentes. Il faut y ajouter une sensibilité nouvelle, celle du bien-être animal. Les motivations nutritionnelles et sanitaires sont rarement premières, mais elles ont été exacerbées à la faveur de vrais et de pseudo-scandales (ces derniers sont en réalité des tromperies ou des escroqueries, la viande de cheval non déclarée dans les steaks hachés, par exemple). Dans ce registre, il faut également souligner que certains refus de viande traduisent en réalité des troubles du comportement alimentaire, même si les personnes concernées allèguent souvent une question de goût : devant ce refus sélectif, le médecin peut craindre une entrée dans l'anorexie. Des travaux ont aussi montré qu'un certain nombre de végétariens avaient une perception négative, voire pessimiste, du monde actuel, associée au sentiment de ne pas être compris ou acceptés. Pourtant, c'est de moins en moins le cas aujourd'hui, en raison d'un nombre croissant de personnes sensibilisées à l'alimentation végétarienne.

Les végétariens ne sont, pas plus que les mangeurs de viande, un ensemble homogène. On distingue en effet les ovo-lacto-végétariens, qui ne mangent pas de produits carnés, ni viande ni poisson ; les pesco-végétariens qui mangent du poisson mais pas de viande ; les végétaliens qui ne consomment aucun produit animal (ni viande, ni poisson, ni œuf, ni produit laitier, ni miel) ; les vegans, végétaliens militants voire intolérants, qui vont jusqu'à refuser de porter laine et cuir ; les flexi-végétariens, ou semi-végétariens, qui ne sont en réalité pas vraiment végétariens puisqu'ils consomment occasionnellement de la viande. Quant aux macrobiotes, ils sont à part. La macrobiotique est une philosophie d'origine chinoise, fondée sur le yin et le yang, c'est-à-dire sur une conception de l'univers et de la nature où ces deux forces s'opposent et se complètent. Elle comprend dix stades, le premier totalement omnivore, le dernier ne comportant que des céréales. Mais la plupart des macrobiotes sont végétariens.

Il n'existe pas de culture végétarienne en France, à l'opposé des pays anglo-saxons et en particulier de l'Angleterre où elle est beaucoup plus répandue. Son développement en France permet une meilleure acceptation des uns (les végétariens) par les autres. Les flexi-végétariens sont cependant plus adaptés à la société française. En effet, n'est-il pas important de pouvoir encore partager un repas, végétarien ou pas, mais ensemble ?

CHAPITRE II

DU CÔTÉ DE LA NUTRITION

La viande, ou « carne », désigne la chair animale, de sorte que l'on pourrait y inclure le poisson et les autres produits de la pêche, mollusques, crustacés... Mais l'usage fait que le mot « viande » concerne les animaux terrestres et non les animaux marins. Ce qui est une bonne chose, car la composition du poisson est différente sur le plan nutritionnel. Pour autant, certaines problématiques deviennent communes, telle la question des ressources alimentaires nécessaires pour le poisson d'élevage.

La viande, au sens usuel du terme, n'est pas transformée et n'inclut pas la charcuterie (chair cuite), parfois qualifiée de viande transformée (*processed meat*). Il y a cependant des limites mal définies, par exemple avec la viande des Grisons, proche de la charcuterie, ou encore les hamburgers, assimilés à la viande.

À l'intérieur de cette catégorie, on définit la viande « de boucherie » représentée par la chair de bœuf, de veau, de porc (non transformée), d'agneau, de mouton, de caprins, et enfin de cheval. À côté de cette viande de boucherie, il y a donc la volaille, le lapin, les gibiers, les abats, puis la charcuterie, et même les escargots et les grenouilles.

Dans le jargon des épidémiologistes américains et internationaux, la viande rouge correspond à la viande de bœuf, de veau, de porc, d'agneau, de cheval. Dans notre culture alimentaire française la viande rouge correspond à la viande de bœuf, d'agneau et de cheval, tandis que la viande blanche comprend le veau, le porc, la volaille et le lapin. Même si cela semble secondaire, il est important d'en tenir compte dans la mesure où les données épidémiologiques adoptent des critères fondés sur des classifications.

De même, le terme « *processed meat* » est traduit par « charcuterie ». Mais il n'est pas strictement question des mêmes aliments ou, en tout cas, ce ne sont pas les mêmes types de charcuterie qui sont consommés (lard et bacon dominent aux États-Unis, par exemple, alors que jambon, pâté et saucisson sec l'emportent en France). De plus, la charcuterie française comprend plus de 400 spécialités, alors que la diversité est nettement moins grande dans les pays anglo-saxons.

LA CONSOMMATION DE VIANDE

Il n'est pas toujours facile de s'y retrouver dans les chiffres avancés par les uns et les autres. Il est également indispensable de bien préciser ses sources.

Mesurer la consommation de viande

Il existe au moins trois façons d'exprimer la consommation alimentaire.

La première est fondée sur les statistiques de disponibilité alimentaire. Celles-ci, fournies par les ministères compétents de chaque pays et/ou par la Food and Agriculture Organization (FAO), sont économiques et prennent en compte la production, à laquelle on ajoute les importations, et dont on retranche les exportations et ce qui est destiné aux animaux domestiques. Pour la viande, cette disponibilité s'exprime en « poids-carcasse », soit la « consommation apparente ». Pour la France, elle est estimée aujourd'hui à 80 kg/an/personne. Elle ne correspond absolument pas à ce qui est mangé, car il faut en déduire les parties non consommables qui représentent au moins 30 % du poids-carcasse (os et tendons, gras de couverture). Il faut ensuite soustraire la partie non consommée de l'assiette (la perte est de nouveau d'environ de 30 % entre la quantité de viande achetée chez le boucher et celle qui arrive dans l'estomac).

Le deuxième mode d'expression est considéré comme la consommation réelle, contrairement à la précédente qui mesure la consommation apparente. C'est celle des nutritionnistes, elle repose sur les enquêtes alimentaires. Très sophistiquées, celles-ci font appel à de nombreuses méthodes dont la technique de la pesée des restes : on demande aux sujets testés de préparer deux assiettes identiques, la première sera consommée, la seconde ne le sera pas. On retire de celle non consommée les restes de la première, et l'on mesure ainsi indirectement ce qui a été mangé. Cette technique étant très lourde, les nutritionnistes ont recours à des interrogatoires et à des carnets de relevés, le poids des aliments ingérés étant simplement estimé. En France, l'enquête alimentaire française de référence est l'Étude individuelle nationale sur les consommations alimentaires (ou enquête INCA), menée par l'Agence nationale de sécurité sanitaire de l'alimentation, de l'environnement et du travail (ANSES) tous les cinq à sept ans. La dernière enquête INCA, dite INCA 2, a été conduite en 2006-2007 et publiée en 2009. L'enquête INCA 3 est en cours. Il y a donc toujours un décalage de données. Une autre enquête est réalisée dans des conditions similaires, il s'agit de l'enquête Comportements et consommations alimentaires en France (CCAF). Elle est menée depuis 2003, et tous les trois ans depuis 2007.

Un troisième type d'information provient des statistiques économiques et de la consommation établies par l'Institut national de la statistique et des études économiques (INSEE). Il concerne le budget consacré à l'alimentation par les ménages. C'est donc une donnée très indirecte, car elle dépend à la fois des revenus et du prix des denrées alimentaires. Elle rend compte des achats et non de ce qui est consommé.

La consommation en France

La consommation française apparente de viande est de 80 kg/an/personne. Elle est de 43 kg dans le monde en moyenne (79 kg dans les pays développés, 33 kg dans les pays émergents). Elle s'étale de 13 kg/an/personne en Afrique subsaharienne à 123 kg/an/personne en Amérique du Nord. Mais, en France comme aux États-Unis, elle est en baisse (depuis 1998 pour la France).

La consommation réelle des produits carnés évaluée à partir des enquêtes de consommation INCA 2 et CCAF (en grammes de poids cuit par jour et par personne).

	INCA 2 (2006-2007)			CCAF (2013)
	Femmes	Hommes	Moyenne	Moyenne
Viande de boucherie	40	61	50	52,5
Volaille, lapin, gibier	25	39	32	35
Abats	3	3	3	3
Charcuterie	27,5	42	34	31
Produits carnés ingrédients[1]				24
Total	94,5	175	119	145

Dans l'enquête INCA 2, la consommation de viande de boucherie, plus élevée chez les hommes que chez les femmes, est en moyenne de 50 g/j, soit un plat de viande, de 120 à 140 g, 2 fois 1/2 par semaine. Elle est donc relativement modérée et, en moyenne, conforme aux recommandations. En dix ans par rapport à l'enquête INCA 1, elle a baissé de 10 % pour la viande, de 4 % pour la

1. On appelle « produit carné ingrédient » la viande incorporée dans une recette, sans qu'elle figure comme un morceau de viande, de la viande hachée dans la bolognaise, par exemple.

charcuterie, de 1,5 % pour la volaille et le gibier et de 6 % pour les abats.

Dans les enquêtes CCAF la consommation totale est stable depuis 2003, mais on observe une petite baisse de la consommation de charcuterie depuis 2007 (– 1,6 g), de viande de boucherie depuis 2003 (– 3,9 g) et une hausse de celle de volaille-gibier depuis 2003 (+ 1,3 g) et de produits carnés ingrédients depuis 2003 (+ 4,1 g). Autrement dit, plus de viande peu visible et moins de viande de boucherie.

On note que, si l'on retire de l'étude CCAF les 24 g de produits carnés ingrédients non répertoriés dans l'étude INCA 2, la consommation totale de produits carnés est identique (de 114 à 118 g) et celle de viande de boucherie également identique à 50 g/j.

Autrement dit, la consommation réelle de viande de boucherie est faible. Parmi celle-là, la consommation de viande de bœuf est majoritaire, mais plafonne à 30,6 g/j (porc : 11 g ; veau : 5 g ; agneau : 3 g ; cheval : 1 g ; autres : 2 g).

Dans l'étude CCAF, depuis 2010, globalement, la consommation journalière moyenne de viande est à la baisse (– 8 g). La baisse concerne principalement la viande de boucherie (– 5 g), dont celle de bœuf (– 3 g), ainsi que la consommation de charcuterie (– 5 g). En revanche, depuis 2007, la consommation de produits carnés ingrédients est légèrement à la hausse (+ 2 g) tandis que celle de volaille-gibier est stable. À tous les âges, elle est plus forte chez les hommes que chez les femmes. Elle est particulièrement basse chez les femmes âgées de plus de 65 ans (109 g/j).

Pour plus de précision, il faudrait ne tenir compte que des consommateurs et exclure les non-consommateurs de l'enquête, car ces derniers sont de plus en plus nombreux. Ainsi les non-consommateurs de viande de boucherie sont passés chez les adultes de 6 % en 2007 à 10 % en 2013 et chez les enfants de 5 % en 2007 à 12 % en 2013. De sorte que, en 2013, la consommation moyenne de viande de boucherie passe de 52,5 g lorsque la totalité des personnes enquêtées est comptabilisée à 58,6 g lorsque seuls les consommateurs entrent en compte.

Enfin une analyse fine montre une distribution très étendue des niveaux de consommation.

Niveaux de consommation de la viande de boucherie en pourcentages de la population française.

Consommation par jour et par personne	> 70 g	de 35 à 70 g	< 35 g
2010	32 %	34 %	34 %
2013	28 %	35 %	37 %

En 2013, 72 % des Français sont donc des petits et moyens consommateurs. Les gros consommateurs de viande de boucherie mangent au total 197 g/j de produits carnés (au lieu de 218 g/j en 2010), ce qui est excessif ; leur équilibre alimentaire est également moins bon par ailleurs, ils sont plus souvent en surpoids ou fumeurs.

En ce qui concerne la consommation des ménages, on peut d'abord constater que la part consacrée à l'alimentation représente 20 % des dépenses en 2014 alors qu'elle était de 35 % en 1960, de 50 % en 1950, de 60 % en 1890 ! C'est le signe à la fois de l'enrichissement moyen des Français, de la diminution du coût des denrées alimentaires et de la place croissante d'autres biens de consommation. La consommation alimentaire progresse cependant en volume par habitant.

Dans le panier alimentaire, la viande ne représente plus que 20 % en 2014, alors qu'à son apogée, en 1967, elle atteignait 26 %. Sa part ne cesse de diminuer depuis les années 1980. Ce recul provient simultanément de la baisse des volumes et du moindre dynamisme des prix par rapport à celui d'autres composantes du panier. Mais l'évolution n'est pas homogène selon le type de viande : ainsi, à la suite de l'épisode dit de la « vache folle », la consommation de bœuf a baissé alors que celle de volaille a augmenté.

CARACTÉRISTIQUES NUTRITIONNELLES

La viande a-t-elle une composition et des propriétés qui expliqueraient qu'elle soit recherchée depuis la nuit des temps ?

Les protéines

Chacun connaît aujourd'hui la principale caractéristique nutritionnelle de la viande, qu'elle partage avec le poisson, d'ailleurs, à savoir sa teneur en protéines, qui représente aux alentours de 20 % du poids cru. C'est une teneur élevée, mais la viande ne contient pas que des protéines et les protéines qu'elle contient ne suffisent pas à couvrir nos besoins.

Nos apports conseillés en protéines sont de 75 g/j, environ. Or, ils ne peuvent être couverts uniquement par la viande, car il faudrait que nous en consommions 400 g/j ! Heureusement, nous avons d'autres sources : notre ration protéique peut parfaitement être satisfaite par 100 g de viande par jour (soit 20 g de protéines), en ayant recours pour les 60 g restants à des aliments sources de protéines végétales, des produits laitiers, des œufs, du poisson. Il est remarquable de constater que la teneur en protéines est très proche dans toutes les viandes, ce qui n'est pas le cas de la teneur en lipides.

La ration protéique quotidienne

Il est bon de rappeler un petit point de physiologie nutritionnelle. Les experts internationaux ont unanimement considéré que les besoins en protéines étaient de 0,57 g/kg/j, cependant ce niveau ne tient pas compte de la variabilité interindividuelle : on recommande donc que les apports soient de 0,8 à 1 g/j par kilo de masse corporelle chez l'adulte, mais beaucoup plus chez le tout-petit. Ainsi un adulte jeune ayant un poids normal de 75 kg doit consommer 75 g de protéines par jour. Chez le sujet âgé, compte tenu d'une moindre efficacité de la synthèse protidique, les recommandations sont de 1,1 à 1,24 g/kg/j.

En plus de la quantité, la qualité des protéines est également importante. Elle dépend de deux paramètres : la digestibilité et l'efficacité biologique. La viande crue a une moins bonne digestibilité que la viande cuite. L'efficacité protidique traduit la capacité d'une protéine à permettre la synthèse protidique : celle-ci dépend de la valeur biologique qui, elle-même, dépend de l'index chimique, c'est-à-dire du profil des acides aminés. Ce dernier est idéal lorsque les huit acides aminés essentiels sont présents dans les proportions de la protéine idéale (proche de celle de l'œuf). La viande, le muscle en particulier, a un profil en acides aminés tout à fait satisfaisant (tout comme les protéines de soja isolées, c'est-à-dire extraites). En revanche, le collagène des bas morceaux, des insertions tendineuses et du tissu conjonctif a une moindre valeur biologique du point de vue des acides aminés. C'est aussi le cas de certains abats (joue de bœuf, pied de porc, tripes...)

Les acides aminés

Les protéines sont spécifiques des espèces. Nos protéines nous sont donc propres, car, à partir des acides aminés ingérés parvenant dans la circulation sanguine, elles sont resynthétisées en fonction du code génétique humain, et donc de l'ADN, qui s'exprime différemment dans chaque tissu pour fabriquer de la peau, du muscle, des cheveux, du cœur...

Le principe d'incorporation (voir page 20) est donc mis en défaut, puisque manger du bœuf ne fait pas pousser des cornes, manger du lapin ne provoque pas l'allongement de nos oreilles !

Les lipides

En termes de lipides (la matière grasse), on rencontre bien des idées reçues. La teneur en lipides des viandes est extrêmement variable selon les espèces et les morceaux, et elle est également modifiée par le mode de cuisson. Les lipides de la viande sont présents dans le muscle, quand il est persillé, et autour des muscles, c'est le gras de couverture. Celui-ci est le plus souvent retiré avant cuisson ou dans l'assiette. De sorte que la viande est moins grasse en réalité qu'on ne le dit. La nature des lipides est aussi variable selon ces mêmes critères.

La teneur en lipides des viandes décroît de 25 % à 2 % dans cet ordre : mouton, agneau, porc, bœuf, veau, volaille, lapin, cheval. Cependant, pour chaque espèce, il existe des différences importantes selon les morceaux. Les morceaux gras sont, par exemple, l'entrecôte et la bavette alors que le tende de tranche, le filet mignon, le romsteck, l'escalope de veau... sont des morceaux maigres.

La viande des ruminants, le mouton en tête, comprend une petite majorité d'acides gras saturés tandis que la viande des monogastriques (porc, volaille) comprend plus d'acides gras insaturés, notamment mono-insaturés. La viande de lapin est caractérisée par une teneur élevée en acide alpha-linolénique qui est un acide gras oméga 3 très intéressant sur le plan de la santé cardio-vasculaire.

La teneur en lipides de la viande varie également avec le mode de cuisson, pas seulement en fonction de l'ajout ou non de matières grasses (MG), mais aussi à cause des transferts de graisses. Ainsi, cuite avec la peau, la chair de la volaille s'imprègne du gras de la sous-peau : le « blanc », plutôt maigre originellement, peut devenir plus gras. La cuisson à l'eau, au court-bouillon, en mijoté, n'apporte pas de MG. La cuisson en deux temps, comme celle du pot-au-feu, permet quant à elle d'éliminer une partie du gras figé à la surface après refroidissement. Globalement, la viande n'est donc pas toujours ni riche en lipides ni très riche en acides gras saturés.

Pour repérer la richesse en acides gras saturés d'une viande, il suffit de laver la vaisselle. Dans la mesure où les graisses saturées sont solides à température ambiante avec un point de fusion élevé (température à laquelle le corps gras passe de la consistance solide à la consistance liquide), on peut constater que le gras de mouton ou de bœuf est plus riche en graisses saturées que la graisse d'oie ou de canard plus insaturée : en effet, il faut une eau très chaude pour la dégraisser efficacement. Les lave-vaisselle nous privent de cette information !

D'après l'étude INCA 2, la contribution moyenne des viandes à l'apport lipidique total est modeste puisque les produits carnés ne représentent que 17 % des apports en lipides totaux dont 6 % pour la viande de boucherie et 8 % pour la charcuterie. Mais certains consommateurs de hamburgers, de kebabs, et d'entrecôtes font pencher la balance vers le haut.

Des équilibres nutritionnels différents

Les charcuteries sont plus hétérogènes que la viande, en ce qui concerne les protéines, avec des teneurs qui peuvent être très élevées pour le jambon dit « blanc » et les jambons secs (de 20 à 25 %), beaucoup plus basses pour les pâtés et les rillettes (de 10 à 15 %). La qualité des protéines est identique à celle de la viande, donc le plus souvent très élevée. Elle peut cependant être un peu moins bonne si la gélatine (collagène) est abondante.

En termes de lipides, on retrouve la même hétérogénéité que pour les viandes avec des teneurs qui peuvent être très basses pour le jambon (4 %), intermédiaires (de 10 à 15 %) pour le pâté de tête, le museau, le fromage de tête, le jambon sec, et très élevées pour le pâté, les rillettes, le saucisson sec.

La nature des lipides du porc est particulière, car à forte dominante d'acides gras mono-insaturés (50 % environ) avec 12 % d'acides gras polyinsaturés, le reste étant constitué d'acides gras saturés.

Les acides gras

Les lipides sont constitués d'acides gras regroupés par trois sur une molécule de glycérol d'où leur nom de « triglycérides ». Chaque acide gras est une chaîne plus ou moins longue de carbone et d'hydrogène, avec un nombre plus ou moins important de doubles ponts appelés « doubles liaisons ». Lorsqu'il n'y a aucune double liaison, on parle d'« acide gras saturé », lorsqu'il y en

a une, on parle d'« acide gras mono-insaturé », lorsqu'il y en a plus d'une on parle d'« acide gras polyinsaturé ».
Tous sont utiles mais certains doivent absolument être ingérés, car l'organisme ne les fabrique pas : il s'agit de trois acides gras polyinsaturés, l'acide linoléique (oméga 6), l'acide alpha-linolénique (oméga 3) et l'acide docosahexaénoïque ou DHA (oméga 3). Le terme oméga 3 ou 6 signifie que la première double liaison siège après le 3e ou le 6e atome de carbone après le groupement CH_3 (méthyle) initial. Les doubles liaisons suivantes se succèdent tous les trois atomes de carbone. Une bonne nutrition nécessite une bonne proportion de tous les acides gras.

Les abats aussi sont extrêmement hétérogènes sur le plan nutritionnel. Leur teneur en protéines est variable, basse pour les tripes, la joue de bœuf, le pied de porc, élevée pour les rognons et le foie. Les abats sont plutôt maigres, toutefois leur préparation, nécessaire pour en améliorer la saveur, augmente généralement la teneur en lipides du plat.

Les modes d'élevage et de production modifient peu la composition nutritionnelle en lipides des viandes, mais beaucoup plus leur nature. Le gibier, le vrai gibier (devenu très rare aujourd'hui), est, à type de viande comparable, plus maigre que la viande d'élevage : sanglier *vs* porc, faisan *vs* poule, chevreuil *vs* chevreau, bison *vs* bœuf, lièvre *vs* lapin. En effet, l'alimentation des animaux sauvages est moins riche (sauf s'ils sont nourris au maïs avant d'être lâchés), et leur dépense physique plus grande.

Il faut souligner le rôle de la qualité de l'alimentation animale. Une alimentation au pâturage et au foin, comportant peu ou pas de tourteaux, modifie sensiblement la composition en acides gras du lait et de la chair des ruminants vers un profil qui devient très intéressant sur le plan de la diversité et de ses effets. En effet, certains acides gras issus de l'hydrogénation naturelle ruménale (dans le rumen) de ces animaux vont être plus abondants : c'est le cas de l'acide ruménique (acide linoléique conjugué), de l'acide transvaccénique, de l'acide transpalmitoléique, de l'acide phytanique, ayant probablement tous des effets bénéfiques. Chez les monogastriques (porc, volaille), l'introduction d'une petite quantité de végétaux riches en acide alpha-linolénique, comme des graines de lin, de luzerne ou de chanvre, modifie aussi le profil en acides gras, réduit la proportion en acides gras saturés et accroît la teneur en acides gras oméga 3. C'est ce qui est mis en œuvre dans la filière Bleu-Blanc-Cœur. C'est aussi le cas naturellement pour la viande de lapin dont la nourriture contient de la luzerne. Des études récentes confirment que la viande « bio » a une teneur plus élevée en acides gras polyinsaturés et en acides gras polyinsaturés oméga 3 que la viande conventionnelle, essentiellement en raison du mode de nourrissage faisant davantage appel au pâturage, dans le cas des bovins, et au colza ou au lin pour les monogastriques.

Il est d'ailleurs plus efficace pour l'homme de faire manger le lin et les autres graines aux animaux que de les consommer directement, car notre capacité à assimiler des acides gras incorporés dans la chair des animaux est nettement supérieure à notre assimilation des mêmes acides gras présents dans les végétaux.

On obtient le même enrichissement naturel des œufs en donnant un peu de graines de lin aux poules. Encore mieux, avec une petite quantité de microalgues ajoutées à leur alimentation, le jaune de l'œuf s'enrichit d'acides gras oméga 3 à très longue chaîne (DHA).

Le cholestérol

Les autres nutriments présents dans les produits carnés sont multiples. Notamment, les produits animaux dans leur ensemble sont la source exclusive du cholestérol alimentaire. Poissons, œufs, produits laitiers, viandes et charcuteries en contiennent. Cette teneur varie de 50 à 100 mg/100 g, seuls certains abats comme la cervelle, le thymus (les ris) et le foie en contiennent beaucoup plus.

Le cholestérol alimentaire intervient pour une petite part dans le niveau du cholestérol plasmatique. Celui-ci dépend de nombreux autres facteurs, à la fois génétiques et métaboliques. Le cholestérol ingéré est traité au niveau du foie d'où il part dans la circulation sanguine pour remplir ses rôles essentiels : fabrication des hormones stéroïdes, des acides biliaires, de la vitamine D, des membranes cellulaires. Il est indispensable à l'organisme qui doit le synthétiser s'il n'est pas fourni par l'alimentation. Si l'on en mange trop, le corps en fabrique moins ; si l'on en mange peu, il en absorbe plus. La régulation est considérable. L'apport recommandé est d'environ 250 à 300 mg/j. Les végétariens en consomment 100 mg, les gros carnivores peuvent aller jusqu'à 600 mg, ce qui est trop ; les Français sont en moyenne au niveau recommandé.

Les produits carnés, viande, abats, gibier, charcuterie, mais aussi le poisson, apportent un peu de purines qui sont des nucléotides dont le métabolisme peut conduire à l'acide urique qui, lorsqu'il est en excès dans le sang, provoque la goutte.

Les micronutriments : vitamines et minéraux

Aucun aliment ne peut fournir tout ce qui est nécessaire à l'organisme, la viande n'échappe pas à cette règle.

La viande et la charcuterie sont une source importante de vitamines du groupe B : B_1, B_2, B_3, B_5, B_6 et B_{12}. Les vitamines du groupe B sont indispensables pour le métabolisme énergétique. Seuls le foie et ses dérivés contiennent de la vitamine B_9 et sont, de surcroît, une source modeste de vitamine E. La vitamine B_{12} est exclusivement animale, de sorte que les végétaliens doivent compléter leur alimentation avec des comprimés. En effet, la carence en vitamine B_{12} entraîne de graves troubles hématologiques (anémie) et neurologiques.

On oublie souvent la contribution de la viande et des produits carnés à d'autres constituants et éléments tels que la choline, très importante pour les fonctions hépatiques. La viande est aussi source de nombreux éléments intervenant dans notre métabolisme : bétaïne, carnitine, coenzyme Q_{10}... Ces éléments nutritifs sont à la fois apportés par l'alimentation et fabriqués par l'organisme, c'est pourquoi ils ne sont pas considérés comme des vitamines.

La viande et les produits carnés, bruts et transformés, ont une teneur élevée notamment en fer héminique (de l'hémoglobine), et aussi en sélénium et en zinc. Leur contribution à la couverture des apports conseillés en ces minéraux et oligoéléments est importante. Ils contiennent également d'autres minéraux : cuivre, magnésium, phosphore, potassium, mais n'en sont pas la source majeure. La charcuterie contient le plus souvent du sodium présent sous forme de chlorure de sodium, ou sel.

COMPRENDRE LA NUTRITION

Cependant, on ne « fait » pas de la nutrition avec une table de composition ! Il faut interpréter, analyser toutes les données et se poser quelques bonnes questions. Quelle est la quantité consommée ? Quelle est la part de cet aliment dans la couverture des apports conseillés ? Qui en mange trop ou trop peu ? Quelle est l'alimentation globale (en dehors de cet aliment) ? Il n'existe que trois principes en nutrition. Ils sont intangibles, immuables et irrémédiables (les trois i).

Il n'y a pas d'aliment parfait

Comme toujours, il existe une exception : en effet, le lait maternel est l'unique aliment qui, à lui tout seul, permet de couvrir tous les besoins du nouveau-né et du nourrisson. On pourrait dire que le bébé est « lactovore ».

Au-delà de six mois, la diversification doit débuter et elle se prolonge jusqu'à la fin de l'existence. C'est pourquoi l'homme, comme le rat, est définitivement omnivore, même si certaines personnes font un autre choix. Dans le règne animal, être omnivore est une garantie de survie, car d'adaptation. Toutefois, c'est dangereux et difficile.

C'est dangereux, parce que l'omnivore peut et doit manger de tout, y compris des aliments qu'il ne connaît pas encore, d'où l'importance de l'apprentissage avec les congénères et/ou le groupe social. En effet, l'individu isolé doit s'assurer qu'un aliment n'est pas empoisonné, pourri, contaminé... Pour ce faire, il fait appel à son instinct, à son odorat ou à un goûteur. Les rats, qui vivent en groupe, ont des goûteurs qui s'assurent que l'aliment n'est pas toxique. Dans notre quotidien, c'est le groupe social et la transmission qui doivent assurer ce rôle.

C'est difficile, car il faut découvrir, et donc goûter des aliments nouveaux, pour devenir un mangeur accompli : l'éducation, qui passe par l'exemple et par l'apprentissage, doit jouer ce rôle afin d'aboutir à une familiarisation qui est la clé de l'adoption d'une alimentation variée.

Telles sont les conditions de notre omnivorisme, gage absolu de variété et de diversité alimentaire et, par conséquent, d'équilibre nutritionnel. L'omnivorisme permet aussi d'améliorer la sécurité alimentaire, en compensant les lacunes éventuelles de notre alimentation. La viande, comme tout aliment, n'est pas parfaite. Même si c'est une excellente source de bonnes protéines, une source variable de divers acides gras et une source intéressante de divers micronutriments, elle est totalement incapable de satisfaire l'ensemble des besoins nutritionnels. Son association aux aliments des autres groupes alimentaires est donc indispensable, c'est ce que la tradition a construit.

Il n'y a pas d'aliment mauvais

Seuls les excès le sont. Un aliment ne peut être mauvais en soi, sinon c'est un poison, et il devrait être interdit, ou un médicament (une drogue), et il devrait être vendu en pharmacie. L'État doit garantir que ce qui est mis sur le marché n'est pas dangereux. Les industriels sont tenus de vendre des aliments sains et sûrs.

Certains aliments ont moins de vertus, d'autres plus. Tous sont complémentaires (principe précédent). Des aliments considérés comme plus vertueux, consommés en excès, posent des problèmes. Dans ce registre, tout est question de quantité.

Certains aliments atteignent plus vite le seuil de l'excès, d'autres l'atteignent pour des niveaux plus élevés. Mais ce n'est pas par hasard que spontanément nous mangeons de 15 à 20 g de beurre et de 300 à 400 g de légumes et de fruits ! Cependant l'offre alimentaire, la facilité, le faible coût de la nourriture, l'attractivité des aliments mous, gras, sucrés, salés nous conduisent à nous éloigner de ces équilibres... Les seuils considérés comme convenables pour la santé sont établis sur la base d'études épidémiologiques (voir page 55). À ce titre, la viande n'est pas un mauvais aliment ; en aucune façon elle n'est toxique. Si c'était le cas il faudrait l'interdire. Cependant, son excès peut poser des problèmes, et il s'agit alors de savoir à partir de quand on est dans l'excès.

Il n'y a pas d'aliment indispensable

Ce principe peut choquer, mais il est vrai ! Seuls les nutriments sont indispensables. On peut se passer de viande, de fromage, de soja, de pain, d'asperges, d'huîtres, de pommes, de beurre, de lentilles... pourtant chaque aliment est utile, car il contribue à la couverture des apports conseillés. On ne peut pas se passer de protéines ni de fer. L'une des façons d'en consommer suffisamment est de manger des aliments qui en contiennent, la viande, par exemple. Mais on peut y parvenir autrement, sans en manger, ou en diversifiant les sources alimentaires, ce qui est idéal !

Pour certains nutriments, il n'existe pas de substitut. Ainsi, la vitamine B_{12} est exclusivement animale : le végétal ne suffit pas. De même, sans légume ni œuf il est très difficile de consommer de la lutéine, c'est pourquoi les Inuits mangeaient les yeux des poissons et des mammifères marins qui en contiennent !

Certains refus conduisent à des choix compliqués qui risquent d'aboutir à des déséquilibres : c'est le cas du calcium. L'absence de produits laitiers peut difficilement être compensée par une consommation (trop élevée) d'amandes et de brocolis ! C'est pourquoi ont été définis, de façon universelle, les groupes d'aliments qui sont « plus » indispensables ! Au-delà de cette notion, bien réaliste, le fait qu'il n'y ait pas d'aliments indispensables se justifie par la diversité considérable des pratiques alimentaires et des aliments dans le monde qui permet de parvenir par plusieurs voies au même résultat final, les apports nutritionnels conseillés. C'est donc aussi un écho à cette diversité culturelle.

CHAPITRE III

OBJECTIF SANTÉ

Le sujet doit être traité sérieusement ! En effet, chacun souhaite mettre en avant son propre cas, ou bien encore rapporte l'exemple, qu'il connaît ou dont il a entendu parler, de cet individu qui, se nourrissant mal, a pu vivre quatre-vingt-quinze ans et mourir écrasé par un tramway. *A contrario*, d'autres feront état de cette personne qui, menant une vie parfaitement saine, est prématurément décédée d'un cancer. Mais la science ne se réduit pas à des cas particuliers. Alors comment fait-on ?

LA MÉTHODE ÉPIDÉMIOLOGIQUE

On réalise des études épidémiologiques et l'on s'efforce de les interpréter, afin de sortir du cas particulier et d'aller vers le cas général. Avec la difficulté qui sera de conclure : en général quand on se nourrit ainsi on a plus de « chances » (ou moins de chances) d'avoir ce problème de santé. On reste cependant dans le risque et donc dans la probabilité.

Depuis cinquante ans environ, nous disposons de centaines, de milliers d'études épidémiologiques. Mais, pour les interpréter correctement, il faut savoir comment elles sont réalisées. Ensuite, l'erreur serait de ne considérer que les études qui vont dans le sens de nos convictions, ce qui serait antiscientifique. Le scientifique n'a pas de convictions, il a des hypothèses et il cherche à vérifier leur véracité.

Les études écologiques

Les premières études épidémiologiques sont écologiques, c'est-à-dire que les populations sont étudiées et comparées dans leurs environnements. Elles permettent de s'interroger sur le rôle éventuel des différences de modes de vie sur l'occurrence des problèmes de santé. Par exemple, si l'on compare les pathologies des Japonais et celles des Européens, on se heurte à des difficultés d'interprétation dues à la multitude de spécificités de leurs habitudes respectives. Dans ces études, on a souvent recours aux statistiques de consommation du pays [1] et aux statistiques de décès. Il est cependant indispensable que les moyens de diagnostic et de traitement soient comparables sinon ce sont les systèmes de santé des pays qui sont évalués et non la santé de leurs habitants ! Il faut aussi que l'espérance de vie soit analogue : il est évident que la comparaison du nombre de fractures osseuses en Suède, où

1. Ces statistiques de consommation du pays sont très éloignées du contenu de l'assiette. Mais, si elles sont homogènes entre elles, elles restent une bonne base de comparaison.

l'espérance de vie est de quatre-vingt-cinq ans, avec celui du Zimbabwe, où l'espérance de vie est de quarante-cinq ans, n'a aucun sens. Mais la difficulté essentielle est liée au fait que des caractères génétiques distincts (polymorphismes, mutations, traits génétiques) coexistent dans les populations, expliquant les différences pour certaines pathologies. Les Japonais ont moins d'infarctus et ils consomment beaucoup de poisson. La rareté des infarctus est-elle due au poisson ou au fait d'être Japonais ? Les Japonais ruraux sont alors comparés aux Japonais pêcheurs : si les seconds ont moins d'infarctus et consomment plus de poisson, ce qui est le cas, la consommation de poisson peut être en cause.

Les études de migration

Ces études sont très intéressantes, car les populations migrantes gardent leur identité génétique. Le plus souvent, mais pas toujours, en une ou deux générations, ces populations adoptent les modes de vie de leur pays d'accueil. Un exemple célèbre est celui des Japonais qui ont migré aux États-Unis après la Seconde Guerre mondiale, et chez lesquels l'incidence de cancer du côlon s'est accrue jusqu'à se rapprocher, ou même dépasser, le niveau des Américains. Bien sûr, leur consommation de viande avait beaucoup augmenté, néanmoins de nombreux autres paramètres avaient changé dans leur alimentation : moins de légumes, moins de soja, moins de poisson, mais aussi plus de sédentarité, de grosses voitures et de réfrigérateurs.

Les études cas témoin

Elles sont assez simples. On sélectionne, par exemple, des personnes ayant eu un infarctus et on les interroge sur leur alimentation. On procède à l'identique avec des personnes de même âge, de même sexe, de même région qui n'ont pas eu d'infarctus. On examine les différences dans leur alimentation et l'on trouve souvent beaucoup de choses intéressantes. Ainsi, les personnes qui ont subi un infarctus consomment en général moins de poisson, de légumes et de fruits, plus de viande et de produits sucrés.

Il y a cependant deux écueils : le premier vient du fait que, après une telle maladie, les sujets changent leurs habitudes, ce qui peut masquer les vraies explications. Le second est lié au fait que l'important n'est pas ce que les gens mangent au moment de l'enquête, mais ce qu'ils ont mangé avant de constituer leur maladie, c'est-à-dire dix, vingt ou trente ans avant les affections chroniques, toutefois la mémoire fait défaut et l'imprécision est la règle.

Pour autant, si toutes les études cas témoin révèlent des situations similaires, par exemple que manger plus de viande est associé à un risque accru de cancer du côlon, on peut penser que cette corrélation n'est pas due au hasard.

Les études prospectives

Afin de pallier ces incertitudes, les chercheurs ont alors inventé les études prospectives. Quelques dizaines, ou centaines, de milliers de personnes sont recrutées et interrogées sur leurs habitudes alimentaires au départ de l'étude puis régulièrement ensuite, sur une longue durée – cinq, dix ou si possible vingt ans… Dans ce panel, certains sujets vont développer la maladie étudiée. On examine alors ce qu'ils ont mangé tout au long du suivi, et l'on compare leurs habitudes alimentaires à celles des personnes qui n'ont pas eu ce problème de santé.

Ce type d'étude est beaucoup plus pertinent, beaucoup plus puissant, mais très lourd, long et coûteux. Toutefois, nous disposons actuellement d'un très grand nombre de cohortes (populations suivies) européennes, américaines et asiatiques.

Le point faible réside dans le fait que les individus ayant développé cette pathologie peuvent aussi être différents pour de nombreux autres paramètres – les revenus, la profession, le tabac, l'alcool, l'activité physique, le poids de naissance, l'environnement, la pilule, etc. – qui sont susceptibles aussi d'intervenir dans la survenue de la pathologie. Alors les statisticiens ajustent ces facteurs que l'on appelle « confondants ».

Il est indispensable que les données recueillies soient justes et précises, ce qui n'est pas toujours le cas. Ainsi, on sait que les gros mangeurs de viande consomment moins de légumes, moins de céréales complètes, ont un poids plus élevé, sont plus sédentaires, fument plus. Mais quelle est la part relative de chacun de ces paramètres ? Bien sûr, c'est un tout, et la viande, comme d'autres aliments, peut n'être qu'un marqueur d'autre chose et non un facteur déclenchant.

Les études d'intervention

Au final, c'est la meilleure méthode. Deux groupes de personnes comparables sont tirés au sort. On donne au premier groupe le médicament ou le nutriment dont on veut connaître l'effet, et un placebo au second. Ces études sont idéales. Quand elles démontrent un effet, cela signifie que l'hypothèse est vérifiée. Dans le cas contraire, il est possible que l'hypothèse soit fausse ou que le protocole soit mal construit, ou encore que l'on ne dispose pas des bons instruments de mesure.

Malheureusement, avec les études sur les aliments, on n'a pas de placebo (de la viande en plastique ?). Le sujet, comme l'examinateur, sait qu'il y a un seul groupe actif – on dit qu'il n'y a pas de double aveugle. Pour les nutriments, c'est plus facile : on teste l'effet de comprimés, la moitié peut être des placebos.

LES EFFETS POSITIFS SUR LA SANTÉ

Les effets sur la santé de la viande et des produits carnés sont d'abord liés à leur composition. Riches en protéines de qualité, ils contribuent à la couverture des apports conseillés. Ils participent ainsi à la croissance staturo-pondérale des enfants et des adolescents. Ils sont aussi particulièrement précieux chez les personnes âgées dont les besoins en protéines sont plus élevés que ceux des adultes jeunes, car l'efficacité de la synthèse protéique diminue avec l'âge. Pour autant, d'autres sources de protéines peuvent permettre de satisfaire ces besoins.

La richesse en fer, en zinc et en sélénium de la viande et de ses dérivés est aussi un atout. Particulièrement le fer, dont les apports conseillés ne sont pas si facilement couverts. Les jeunes enfants ont des besoins importants, les femmes en âge de procréer (c'est-à-dire non ménopausées) ont des besoins nettement plus élevés que les femmes ménopausées ou que les hommes. Le fer des produits carnés a une meilleure biodisponibilité que celui des végétaux, car il se présente sous une forme très assimilable, le fer héminique. Le fer des végétaux, non héminique, est moins bien absorbé quand il se lie à certains composés phosphorés comme les phytates. Toutefois, son absorption est améliorée par la vitamine C.

La carence en fer est un problème de santé publique important dans le monde. Elle induit une anémie ferriprive. En France, le nombre de personnes souffrant d'une carence martiale (ou carence en fer) est élevé : 15 % des adolescentes et de 10 à 20 % des femmes en âge de procréer ! On sait que cette carence est associée à de moindres performances cognitives et à une sensibilité accrue aux infections. La consommation de viande est donc utile, même si d'autres aliments contiennent du fer, qu'ils soient d'origine animale – le poisson, les mollusques, les œufs – ou végétale – les légumes secs.

Le zinc joue un rôle dans la croissance, le développement pubertaire, l'immunité, l'odorat, les fonctions de reproduction, la lutte contre le stress oxydatif[1]. La viande, le foie et la charcuterie, où il est facilement assimilable par l'organisme – on dit qu'il est « biodisponible » –, en sont une bonne source. Mais, là encore, d'autres aliments peuvent contribuer à satisfaire les besoins en zinc : les huîtres, les noix, le germe de blé.

La viande est également riche en sélénium, un antioxydant précieux, qui est aussi largement présent dans le poisson et les œufs.

Quant aux vitamines du groupe B, la viande en est une excellente source. Néanmoins, les déficits sont très rares en dehors de situations pathologiques particulières. La vitamine B_{12} est un cas à part, car elle n'est présente que dans le règne animal. Nous en possédons des réserves hépatiques pour trois ou quatre ans, mais une privation plus longue de produits animaux conduit, en quelques années, à une anémie très grave, dite « mégaloblastique », associée à des atteintes neurologiques sévères (sclérose combinée de la moelle). Il suffit de manger de la viande, ou d'autres aliments d'origine animale, en petite quantité, pour éviter cette grave carence.

Il faut également préciser que la consommation de viande et de produits carnés, telle la charcuterie, a l'avantage d'apporter ces nutriments avec un volume assez modeste, contrairement aux aliments d'origine végétale, ce qui est un point positif quand l'appétit diminue, avec l'âge, par exemple. En outre, certains aliments sont

1. Le stress oxydatif, ou stress oxydant, résulte d'une production excessive de certaines molécules (radicaux libres) ; il agresse nos protéines, nos lipides et notre ADN, et accélère le vieillissement.

particulièrement appréciés par les personnes âgées, car ils sont agréables, faciles à manger et nécessitent peu d'effort de mastication. C'est le cas de la plupart des charcuteries qui sont particulièrement orexigènes (stimulent l'appétit) et peuvent s'intégrer dans des plats et des recettes variées, traditionnelles, appétentes, évoquant des souvenirs et associant d'autres aliments intéressants : légumes, féculents... C'est loin d'être négligeable et, de ce point de vue, les volailles, le lapin et les abats sont également très prisés.

LES RISQUES POUR LA SANTÉ

La viande et les produits carnés sont l'objet de très nombreuses études épidémiologiques sur le risque pour la santé lié à leur consommation.

> *Rappel méthodologique*
>
> L'épidémiologie nous donne une information qui est un risque, c'est-à-dire une probabilité, et non une certitude. Il faut savoir interpréter ce risque.
>
> Ce risque est toujours énoncé de façon relative : on dit, par exemple, qu'il existe une augmentation de 17 % du risque de survenue du cancer du côlon pour 100 g (cuits) de viande rouge consommée. Cette augmentation est relative : elle signifie qu'il existe une augmentation de 17 % par rapport au risque de base. Supposons que statistiquement, sur 100 personnes, 6 doivent développer un cancer du côlon. Si ces 100 personnes mangeaient 100 g de viande rouge par jour toute leur vie, le nombre de

celles qui auraient un cancer colorectal passerait à 7/100 : c'est une augmentation, mais elle est modeste par rapport au risque engendré par d'autres comportements. Autrement dit, et en réalité, pour 100 g quotidiens de viande rouge, ce risque de cancer passe de 3,2 % à 3,75 % pour les hommes et de 2,4 % à 2,8 % pour les femmes.

D'autre part, le risque dépend de l'exposition, c'est-à-dire la quantité de viande à laquelle on est exposé (que l'on consomme). Si l'on mange 100 g de viande une fois par semaine, ce risque est bien sûr sept fois plus faible que si l'on en consomme 100 g une fois par jour (en réalité, il n'est pas mesurable et ne peut donc être évalué). Le risque est toujours exprimé pour 100 g de viande rouge. Pour 50 g, il est au moins deux fois plus faible, ce qui peut ne pas être statistiquement significatif : c'est pour cela qu'il est toujours exprimé pour 100 g.

Enfin, ce risque doit toujours être interprété en fonction des quantités réellement consommées. Le Centre international de recherche sur le cancer (CIRC) a calculé que la consommation de 50 g de viande transformée est associée à une augmentation de 18 % du risque de cancer du côlon. Or la quantité moyenne de charcuterie consommée en France n'est que de 31 g/j/personne. Par conséquent, ce risque ne concerne, *a priori*, que les plus gros mangeurs.

Le risque d'obésité

Statistiquement, les mangeurs de viande ont un indice de masse corporelle [1] qui est plus élevé que toutes les autres catégories (mangeurs de poisson, végétariens et végétaliens) d'environ 1 à 2,5 kg/m², ce qui est cliniquement faible. Sur une période de suivi de cinq ans, le gain de poids des consommateurs de viande est d'environ 400 g en moyenne, alors qu'il est aux alentours de 300 g dans les autres groupes, ce qui est très peu. Cette faible différence est logique, car le surpoids et l'obésité sont multifactoriels. En outre, ce lien n'est pas observé dans tous les pays étudiés. Quant au risque d'obésité, il est accru d'environ 30 % chez les gros consommateurs de viande.

Les études montrent que ce risque de surpoids peut être dû à la viande elle-même lorsque sa consommation est très élevée, parce que les résultats persistent quand on tient compte de l'âge, de l'activité physique, du niveau d'éducation.

Mais, comme nous l'avons déjà noté (voir page 57), il faut remarquer que les gros consommateurs de viande sont aussi de plus faibles consommateurs de légumes, de fruits, de poisson, de céréales complètes, et de plus gros consommateurs de pomme de terre et de MG. Le style alimentaire global est donc particulièrement important à considérer, en plus de l'aspect quantitatif.

---

1. L'indice de masse corporelle, ou IMC, est calculé en divisant le poids par la taille² ; il est exprimé en kg/m².

Le risque de diabète

Les résultats des études épidémiologiques ne sont pas tous concordants. Globalement, cependant, il semble possible de retenir qu'une consommation élevée de viande rouge (100 g quotidiens) est associée à une augmentation de 12 à 19 % du risque de diabète de type 2 (le diabète courant non insulinodépendant). Au contraire, ce risque semble diminué pour la volaille. Pour la charcuterie, mais uniquement pour une consommation importante, ce risque semble plus élevé. Dans certains pays comme la Chine, c'est une diminution qui a été observée, toutefois le niveau de consommation est (pour l'instant !) faible.

Là encore, on ne peut exclure le rôle du style alimentaire associé à la consommation de viande, en particulier la moindre consommation d'aliments protecteurs [1], tels que les légumes, les fruits et les légumes secs. Bien sûr, l'excès de poids est très probablement en cause : on sait que l'obésité, notamment abdominale (poids du ventre), augmente fortement le risque de diabète de type 2. Or chez les gros consommateurs de viande le tour de taille est plus élevé.

Un certain nombre d'hypothèses sont avancées pour rendre compte de l'effet diabétogène de la consommation excessive de viande. Notamment le fer héminique pourrait jouer un rôle sur le stress oxydatif, dont on sait qu'il est

---

1. On dit qu'un aliment a un effet protecteur lorsque sa consommation régulière diminue l'apparition ou le développement d'une pathologie chronique.

agressif pour les cellules β qui fabriquent l'insuline, dans les îlots de Langerhans du pancréas. Cela pourrait expliquer le risque accru de diabète de type 2 en cas de consommation élevée de viande rouge, mais non de volaille, laquelle est une viande moins riche en fer. Le rôle du trimethylamine-N-oxide (TMAO), dérivé du métabolisme par le microbiote intestinal de la carnitine présente dans la viande, est évoqué, ainsi que d'autres mécanismes complexes et intriqués.

Cependant de très nombreux autres facteurs sont associés au risque de devenir diabétique dont la génétique, la sédentarité, l'excès de glucides ayant un index glycémique élevé, tandis que d'autres sont protecteurs, comme les produits laitiers ou les légumes secs.

Le risque cardio-vasculaire

Le risque cardio-vasculaire comprend les maladies comme l'hypertension, et aussi les maladies coronariennes dont l'infarctus du myocarde.

Pour tenter de mettre en évidence le rôle éventuel de la viande sur le risque cardio-vasculaire, beaucoup d'études ont comparé les mangeurs de viande et les végétariens, notamment les Adventistes du septième jour aux États-Unis dont la plupart, mais pas tous, sont végétariens. Cette comparaison est intéressante, même s'il faut tenir compte du fait que la plupart de ces adventistes ne consomment ni tabac ni alcool. La comparaison entre les consommateurs de viande et les consommateurs de poisson, d'une part, et les végétariens, d'autre part, montre que les premiers ont davantage de maladies cardio-vasculaires ; mais on sait que le poisson a un effet protecteur propre et que l'alimentation végétarienne, dans son ensemble, est également protectrice sans que l'on puisse attribuer ce bénéfice à la (seule) absence de viande ou de produits carnés.

La question est donc de savoir si la viande, en elle-même, est négative de ce point de vue. Les nombreuses études réalisées ont le plus souvent, pas toujours, montré une association entre consommation excessive de viande et risque cardio-vasculaire. Par exemple, une analyse de la situation française il y a vingt-cinq ans, lorsque notre pays était le premier consommateur européen de viande, avait montré que la France avait la plus faible mortalité coronarienne. Il existe donc des facteurs alimentaires protecteurs qui pourraient expliquer ce paradoxe, au même titre qu'il y a des facteurs alimentaires associés péjoratifs.

Les mécanismes par lesquels la viande pourrait être impliquée dans ce risque cardio-vasculaire sont multiples. On évoque, bien sûr, le fait que, chez les gros consommateurs de viande, la prévalence du surpoids, de l'obésité et du diabète est plus élevée. Or ce sont des facteurs de risque cardio-vasculaire. Certaines études – mais pas toutes – ont mis en évidence un lien entre la consommation de viande et l'hypertension artérielle. Ce lien est plus net pour une consommation excessive de charcuterie en raison de sa teneur en sel. On a incriminé également le rôle du stress oxydatif, dont on sait qu'il est impliqué dans l'athérogenèse [1]. Mais d'une part – et la remarque s'applique aussi à son rôle possible dans le diabète – cet effet pro-oxydant du fer héminique existe pour des doses élevées difficilement atteignables par l'alimentation et, d'autre part, la viande apporte aussi du zinc et du sélénium qui ont plutôt l'effet inverse.

Alors, bien sûr, on s'est tourné vers les acides gras saturés (voir page 45) dont on sait qu'ils élèvent le cholestérol LDL (*low density lipoprotein* ou lipoprotéines à faible densité), dit « mauvais » cholestérol. Cela d'autant plus que l'apport en cholestérol alimentaire est conjointement élevé, ce qui est le cas chez les gros consommateurs de viande et de produits carnés (alors que le poisson apporte globalement autant de cholestérol, mais peu de graisses saturées et « surtout » des acides gras oméga 3 bénéfiques).

Les marqueurs

Depuis une petite dizaine d'années, le caractère nocif des acides gras saturés a été remis en question par la confirmation, dans des méta-analyses (combinant les résultats d'une série d'études indépendantes), de l'absence de lien entre la consommation d'acides gras saturés et le risque de maladies cardio-vasculaires et cérébro-vasculaires (accident vasculaire cérébral) et de l'absence de lien entre l'apport en cholestérol alimentaire et le risque cardio-vasculaire (sauf chez les diabétiques). Ce fut comme un coup

1. L'athérogenèse est un processus qui conduit à la formation de la plaque d'athérome, cause essentielle des maladies cardio-vasculaires.

de tonnerre dans la communauté des nutritionnistes scientifiques.

Il faut toutefois apporter quelques nuances. Tout d'abord, un bénéfice existe si l'on réduit l'excès d'acides gras saturés en les remplaçant en partie par un apport plus élevé en acides gras polyinsaturés. Mais le plus troublant vient de plusieurs études qui ont montré qu'il fallait tenir compte de la source des acides gras saturés : s'ils sont issus des produits laitiers, on observe une diminution importante du risque cardio-vasculaire ; s'ils sont issus des produits carnés, on remarque une augmentation de ce risque. Un constat similaire a été fait pour le risque de diabète. On voit donc bien les limites de l'analyse globale. Cela tend à démontrer que les acides gras saturés ne seraient pas en cause (dans des quantités cependant raisonnables) dans le risque cardio-vasculaire en général – et en particulier dans celui lié à la consommation de viande –, mais ne seraient que les marqueurs de la consommation de viande.

Or, des travaux récents ont mis en évidence un mécanisme jusqu'ici inconnu. La viande, les produits carnés, et aussi les œufs, contiennent certaines molécules (pour la viande, il s'agit de la carnitine) qui peuvent être métabolisées, dans l'intestin, par le microbiote intestinal en des molécules telles que le TMAO qui est hautement athérogène, ainsi que les études chez l'homme et chez l'animal l'ont prouvé. Sa production, variable selon les individus, dépendrait donc du microbiote… dont on sait qu'il est modifié par l'alimentation. En effet, fruits et légumes, pain complet et autres aliments riches en fibres, peuvent le transformer favorablement. Cela expliquerait pourquoi une consommation modérée de viande, dans le cadre d'une alimentation diversifiée et équilibrée, ne pose jamais de problème...

Quant à l'effet bénéfique des produits laitiers sur le risque de syndrome métabolique (obésité du ventre), de diabète et de maladie cardiovasculaire, il est dû à des facteurs protecteurs présents dans ces produits, en particulier s'ils sont fermentés : les probiotiques, certains acides gras, certains peptides fonctionnels, le calcium...

Le risque de cancer

Parler de cancer est un sujet difficile, car souvent inquiétant. Il ne faut pas éluder le sujet, mais il faut en parler bien. Quand, à l'automne 2015, le CIRC a communiqué sur le lien entre viande-charcuterie et cancer, les propos retransmis par la presse n'étaient ni prudents ni justes : « la viande donne le cancer du côlon » ou « les charcuteries provoquent le cancer du côlon ». Il eut été plus exact de dire : la consommation excessive de viande rouge (supérieure à 100 g/j, en poids cuit) ou de charcuterie (supérieure à 50 g/j) est associée à une petite augmentation (plus de 15 à 20 %) du risque de cancer du côlon. On peut ajouter qu'il est probable qu'il existe une relation de cause à effet, c'est pourquoi les experts ont classé la viande rouge comme cancérogène probable. Répétons que cette association, quoique réelle, est modeste : par comparaison, fumer augmente le risque de cancer de 500 % !

Qu'est-ce que la cancérogénèse ?

En simplifiant, on peut dire, selon un schéma classique, qu'il faut deux étapes pour qu'un cancer apparaisse.
La première étape, dite d'initiation, correspond à la transformation, par mutagénèse, d'une cellule normale en cellule cancéreuse. Ce processus est dû à des agressions physiques ou chimiques par des mutagènes (rayonnements ionisants, rayons X, ultraviolets, substances chimiques, polluants, contaminants, tabac, etc.). Les infections chroniques et virales peuvent aussi avoir un rôle, comme les facteurs génétiques. Tous les jours, nous avalons des mutagènes, dont certains sont parfaitement naturels, toutefois la dose, la répétition et la chronologie interviennent dans le processus qui peut les rendre agressifs. Tous les jours, des cellules cancéreuses se forment dans le corps, néanmoins la plupart disparaissent, combattues par nos moyens naturels de défense.
La seconde étape, dite « de promotion », correspond à la multiplication cellulaire des cellules cancéreuses. Si elle survient en premier, il n'y a pas de cancer mais un fibrome, un adénome ou une tumeur bégnine. Si elle advient après l'étape d'initiation, le cancer peut apparaître et se développer. Les facteurs de promotion sont multiples : endogènes, tels que les œstrogènes ou l'obésité, et exogènes comme l'excès d'acides gras polyinsaturés (oméga 6 surtout), l'excès de protéines ou d'alcool.
Enfin, une dernière étape correspond à l'extension, suivie des métastases. D'autres facteurs entrent en jeu à ce stade, par exemple ceux qui modifient l'angiogénèse (vascularisation des tumeurs).

À toutes les étapes existent des facteurs protecteurs dont certains sont nutritionnels et fournis par les choux et autres crucifères, l'ail et les alliacés, les oignons, les fruits et les légumes en général, le soja, le calcium des produits laitiers...

C'est pour le cancer du côlon qu'il y a le plus de preuves, mais ce n'est pas le seul. La très grande majorité des études montrent une association entre une consommation excessive de viande et le risque de cancer colorectal (on associe en général côlon et rectum dans les études, car les mécanismes sont les mêmes). Il touche plus souvent la partie gauche du côlon (le sigmoïde et donc le rectum dans la suite) pour des raisons que l'on connaît bien, liées à l'« épuisement » du microbiote protecteur à ce niveau.

Comme on le disait précédemment, pour 100 g/j de viande rouge (en poids cuit), l'augmentation du risque est modérée (de 15 à 20 %). Toutefois, elle peut être beaucoup plus élevée pour les consommations très importantes comme celles de l'Argentine et de l'Uruguay. Elle est moindre, ou non retrouvée, pour la volaille. Précisons de nouveau que les études internationales considèrent que tout ce qui n'est pas volaille (ou lapin) est de la viande rouge (voir page 34). Le risque associé à la consommation de charcuterie est identique.

Plusieurs études ont montré qu'une consommation élevée de viande rouge augmente le risque de cancer du côlon chez les personnes présentant des lésions précancéreuses (polypes et adénomes).

On peut noter qu'il existe, là aussi, des facteurs protecteurs à la fois génétiques et alimentaires. Ainsi, on a pu démontrer que certains sujets porteurs de caractéristiques génétiques particulières avaient un risque moindre à consommation égale. D'autres études ont prouvé le rôle protecteur de nombreux facteurs nutritionnels : fibres alimentaires et prébiotiques, polyphénols, vitamine E, calcium, épices. Une alimentation diversifiée atténue donc ce risque. Est-ce qu'elle l'annule ? Probablement lorsque la consommation de viande est modérée.

Les mécanismes impliqués dans ce risque de cancer du côlon sont multiples : le microbiote intestinal lorsqu'il est perturbé – on parle alors de dysbiose – ne joue plus son rôle protecteur de l'épithélium intestinal. Le fer héminique va induire un stress oxydatif au niveau du côlon, ce qui peut altérer l'ADN et y créer des anomalies, ou « adduits ». Les nitrosamines apportées par la charcuterie peuvent conduire à la formation de composés nitrosés (NOC), également cancérogènes, en particulier en présence de fer générant une péroxydation lipidique. Cette dernière induit la mort des cellules saines, mais non celle des cellules cancéreuses incriminées. En revanche, la vitamine C issue des fruits s'oppose à la formation de nitrosamines et l'ail les inhibe.

D'autres mécanismes non spécifiques, comme l'excès de graisses, modifient la production des acides biliaires en induisant celle d'acides biliaires secondaires potentiellement nocifs au niveau du côlon.

De même l'excès de poids accroît la production d'œstrogènes tandis que le manque de fibres en augmente la réabsorption intestinale, la surabondance de ces hormones étant un autre facteur de risque.

Mais il existe aussi des mécanismes protecteurs. Les fibres peuvent être fermentées par le microbiote et conduire à la formation d'acides gras dits « volatils » qui protègent l'épithélium intestinal. Le calcium (et donc les produits laitiers) s'oppose à la cancérogénèse colique par plusieurs mécanismes. Les polyphénols et la vitamine E diminuent le stress oxydatif.

Depuis une quinzaine d'années, on attire aussi l'attention sur le rôle non négligeable, voire majeur, des modes de cuisson. En effet, griller, rôtir ou poêler la viande induit la formation d'amines hétérocycliques qui sont des molécules hautement cancérogènes. De nombreuses études ont montré que leur présence dans la viande puis dans la circulation sanguine augmentait de 50 à 70 % le risque de cancer colorectal. L'analyse du choix des consommateurs a montré que ceux qui préféraient la viande bien cuite avaient plus souvent un cancer colorectal. Les amines hétérocycliques peuvent également être produits lors de la cuisson du poisson et de la viande blanche. Leur formation est réduite par la présence de tomates, d'oignons, d'ail, d'épices ainsi que par les marinades. La cuisson mijotée, au court-bouillon, à l'eau, à la vapeur n'en induit pas. Les polyphénols diminuent l'effet négatif des amines hétérocycliques. Des facteurs génétiques sont également impliqués, car certains sujets sont capables de les éliminer plus efficacement au niveau hépatique. Enfin, la cuisson au barbecue induit la formation d'autres molécules encore plus indésirables et cancérogènes : les hydrocarbures aromatiques polycycliques, tel le benzo(a)pyrène. Ce mode de cuisson doit être limité. On s'efforcera de ne pas consommer les parties noircies, de manger simultanément des légumes, des choux, des oignons, et d'éviter le contact entre l'aliment et les braises, la flamme et la fumée.

Le cancer colorectal

En résumé, une consommation de viande élevée est réellement associée à une augmentation du risque de cancer colorectal, mais :

– le risque est observé pour une consommation quotidienne élevée (100 g ou plus) de viande rouge essentiellement ;
– il est favorisé par certains modes de cuisson particuliers ;
– il est fortement atténué par des facteurs alimentaires protecteurs (végétaux, épices, produits laitiers, etc.) ;
– il est modulé par des facteurs génétiques individuels ;
– il est probablement favorisé par d'autres éléments du mode de vie fréquemment observés chez les gros consommateurs de viande : sédentarité, excès de poids, déséquilibre alimentaire.

Beaucoup sont surpris que l'alimentation puisse favoriser d'autres cancers que digestifs. En effet, les mécanismes généraux de mutagénèse sont dus à des processus systémiques, tel le stress oxydatif, mais aussi au fait que certaines molécules, comme les nitrosamines et les amines hétérocycliques, peuvent passer dans la circulation générale.

Il ne faudrait pas en conclure que l'alimentation, la viande en particulier, est à l'origine de tous les cancers, loin de là ! On estime que les déséquilibres alimentaires expliquent au plus 30 % des cancers ; l'alcool, le tabac, l'obésité et la sédentarité au moins 30 %, le reste étant dû à une multitude de facteurs, depuis les infections, les rayonnements, certains facteurs génétiques, jusqu'à une part importante d'inconnu. Au final, la consommation excessive de viande est associée à une petite augmentation de la fréquence d'un grand nombre de cancers : le cancer du sein et de la prostate (qui sont dits hormonodépendants), ainsi que le cancer du poumon et, de façon inconstante, le cancer de l'ovaire et de l'endomètre.

On incrimine les processus généraux, évoqués ci-dessus, ainsi que le mode de cuisson. Les mêmes facteurs protecteurs (fibres, aliments végétaux...) semblent exister. Il y a toujours un effet dose. Mais il ne faut pas oublier que les cancers sont toujours multifactoriels.

CHAPITRE IV

LE BIEN-ÊTRE ANIMAL À L'ORDRE DU JOUR

La question est importante, elle est difficile. Parmi les motivations de l'arrêt de la consommation de viande s'impose aujourd'hui le désir de ne pas contribuer à la souffrance animale et de ne pas participer à la mise à mort des animaux. Cette attitude est respectable, dans son souci de mettre en accord conviction et choix alimentaire.

Régulièrement, des émissions télévisées montrent au grand public certaines pratiques inacceptables de mauvais traitements aux animaux, dans quelques abattoirs. Cela est condamnable, car inutile, gratuit et malsain. Ces graves entorses aux obligations réglementaires, quant à la protection des animaux, existent, mais sont sans doute rares, en tout cas en France. Toutefois s'il est nécessaire de dénoncer et de combattre ces abus inadmissibles, il ne faut pas pour autant instrumentaliser la souffrance (comme c'est trop souvent le cas, aussi bien en termes de vie animale que de vie humaine).

On conçoit que la question soit complexe et mérite plus de nuance qu'énoncé dans ces quelques phrases, au risque de blesser, de caricaturer ou d'entrer dans une violence contraire au désir de la plupart. Philosophie et morale sont au rendez-vous. Dans son encyclique *Laudato si*, le pape François écrit : « La misère qui nous porte à maltraiter un animal ne tarde pas à se manifester dans la relation avec les autres personnes. Toute cruauté sur une quelconque créature est contraire à la dignité humaine. »

LE STATUT DE L'ANIMAL

Le statut de l'animal dépend de la place qu'il a dans la société, qui dépend elle-même de plusieurs facteurs.

Le sacré est la première composante, conduisant au symbolique. La sacralisation d'un animal peut interdire de le manger, ce fut le cas du pigeon ou de la colombe chez les Slaves, du lièvre chez les Celtes, de la vache chez les hindous : croire que l'on se réincarne en un animal contribue à cet interdit. Dans la religion chrétienne, l'animal est une créature voulue par Dieu : en ce sens elle doit être respectée, ce qui ne signifie pas qu'elle ne puisse être mangée.

L'utilité de l'animal est un facteur majeur dans la question de sa place. Dans les sociétés traditionnelles, et jusqu'au début du siècle dernier, l'animal d'élevage non seulement était familier, mais partageait aussi la vie des populations rurales et contribuait au travail de la terre et aux ressources. Il apportait une aide majeure au labour, au transport, à l'enrichissement du sol, à l'économie, à la subsistance alimentaire, mais également non alimentaire avec de nombreux produits dérivés, des « sous-produits » animaux, comme le lait, les œufs, la laine... Partageant la condition humaine, il devait être respecté, mais il pouvait être sacrifié, participant à un cycle de vie. L'animal domestique appartenait à la maison (*domos*). Les évolutions technologiques ont déconstruit cette symbiose puisque la machine à vapeur a permis la traction mécanique, la chimie a permis les fertilisants de synthèse ainsi que le remplacement du cuir, de la laine et des autres dérivés non alimentaires de l'animal.

La « désanimalisation » progressive de notre société – occidentale surtout – s'est imposée. La symbolique animale a évolué à la faveur de la séparation des espaces dédiés aux hommes et aux animaux, de la déqualification des animaux devenus superflus ou n'ayant plus de fonction dans le cycle alimentaire. Ainsi, le cheval n'apparaît plus que dans les courses hippiques, le lapin n'existe plus qu'en peluche dans les parcs pour enfants, de ce fait, ils deviennent immangeables.

Cette désanimalisation de notre société s'accompagne d'une humanisation des animaux que l'on retrouve, par exemple, dans les dessins animés qui représentent les bêtes avec des traits humains. L'animal humanisé change de statut, il ne peut plus être mangé si ce n'est en créant une transgression, à l'instar du chat ou du chien chez nous. Ainsi trois catégories d'animaux apparaissent au détriment de l'animal domestique – en réalité domestiqué : l'animal utilitaire qui devient un produit à « faire » de la viande, mais perd ses autres fonctions ; l'animal familier, dit de compagnie, le chien, le chat, le cheval, le cochon d'Inde, le canari, de même que certains animaux sauvages, humanisés ; et l'animal sauvage, idéalisé (le seul encore mangeable, c'est le gibier, appelé « viande noire », par opposition à la viande rouge ou à la viande blanche). De même l'on a pu parler de protéines blanches (laitières), de protéines rouges (viande) ou bleues (poisson), tandis qu'apparaît la notion de protéines vertes (végétales). On voit à quel point les mots traduisent les idées. Ainsi, l'animalité disparaît parfois au profit de l'« animalisme » qui conduit à faire disparaître les frontières entre l'homme et l'animal et à créer la confusion, et à l'antispécisme qui déclare que l'homme est un animal comme les autres. Pourtant, vouloir hisser l'animal au rang de l'homme, n'est-ce pas nier le caractère propre de l'homme et le déshumaniser ?

QU'EST-CE QUE L'HOMME ?

Répondre n'est pas simple. Les philosophes s'y sont essayés depuis des siècles, chez les Grecs, autour de la séparation du corps et de l'esprit, et de l'âme, ce qui a permis de définir l'homme en comparaison ou en référence à l'animal muni d'un corps mais non d'un esprit, ou d'une âme, selon la tradition philosophique d'Aristote et de Platon, reprise par Descartes. Ce fut longtemps la pensée chrétienne, au risque d'abonder dans la vision utilitariste de l'animal, dominé et donc exploité par l'homme.

Les sciences de la neuro-psycho-physiologie ont ébranlé cette séparation en montrant à juste titre que l'animal est un être sensible. Rappelons toutefois qu'il y a cinquante ou soixante ans, le nouveau-né n'était pas considéré comme un être sensible capable de ressentir la douleur. Sensible, l'animal l'est, il suffit de voir la relation entre le maître et son chien ou son chat, entre l'éleveur et sa génisse, entre le berger et sa brebis ou son chien… Sensible mais différent : la conscience de sa finitude, de son existence, l'interrogation quant à son origine et sa destinée sont vraisemblablement les marques de l'humanité. Cela se traduit de mille façons, en particulier par le fait que nous enterrons nos morts et que, croyants ou non, nous croyons en quelque chose, si ce n'est en quelqu'un. Pour les chrétiens, l'homme est créé à l'image de Dieu, ce qui signifie, puisque Dieu est amour, qu'il est fait pour aimer. L'animal est un être créé et voulu par Dieu. En ce sens, il a toute sa place dans la création, qui est faite pour louer Dieu. Ainsi, dans son cantique, saint François d'Assise souligne à quel point nous devons être attentifs à l'animal et en prendre soin. Cependant, seul l'homme est à l'image de Dieu. C'est pourquoi l'homme se considère comme le gardien de la création. Cela ne signifie pas domination mais responsabilité. Si l'on ne reconnaît pas la valeur particulière de l'homme, sa capacité de connaissance, de volonté, de liberté, on ne peut lui demander d'avoir une responsabilité particulière.

Pour autant, l'animal est aussi un maillon dans la chaîne alimentaire. Encore faut-il être attentif à bien le traiter et à ne pas le considérer comme l'animal-machine tel que Descartes l'avait défini. Il existe une dignité de l'animal, et c'est la dignité de l'homme d'y être attentif. Mais nier la différence de nature au nom de la non-discrimination conduit à prôner l'égalité entre l'homme et l'animal et à semer la confusion. Réduire la souffrance animale ne doit pas conduire à inverser la nature des choses et des êtres. Lutter contre la souffrance des hommes reste la priorité et la dignité de l'animal ne doit pas prendre le pas sur celle de l'homme. Il faut nous engager dans une écologie humaine et intégrale, qui comprend la protection de toute nature dont l'homme est à la fois le couronnement et le serviteur.

L'ÉLEVEUR ET LES MÉTIERS DE LA VIANDE

Comme le terme lui-même l'évoque, « élever », c'est faire grandir, conduire, guider. Rencontrer des éleveurs est toujours une belle leçon. Voir comment ils connaissent leur bétail, leur cheptel est plein d'enseignement. Ils soignent leurs animaux, ce qui suggère une relation particulièrement attentive : l'animal n'est pas qu'un gagne-pain, c'est un être vivant auquel ils s'attachent. L'éleveur est le plus souvent un amoureux de ses animaux.

Rappelons que la moyenne du cheptel bovin par exploitation, en France, en 2013, était de 50 vaches, 80 brebis, 150 chèvres, de 100 à 200 truies, de 50 à 400 porcs à l'engraissement. On est loin des fermes de 1 000 têtes, dans lesquelles l'animal est une « machine à viande », et où le paysan éleveur est un « exploitant ». Peut-être y a-t-il là des raisons économiques, mais ne perd-on pas le sens de la relation homme-animal lorsque l'on industrialise à outrance la production animale ? Nos contemporains, très intuitivement, souhaitent, à juste titre, redonner de la vérité, de la proximité, du sens à leur alimentation. Bien sûr, ils pensent aussi que la qualité sera au rendez-vous. Néanmoins, l'aspect symbolique est plus fort. Coupés de cette fusion que nos ancêtres avaient avec la nourriture, ils veulent retrouver une proximité avec les aliments.

À l'abattoir, c'est plus difficile, car on demande à autrui ce que l'on acceptait autrefois, mais que l'on ne veut plus faire aujourd'hui – d'ailleurs on n'a plus le droit de le faire. Cependant, ce travail peut et doit être fait avec respect pour la bête. C'est une exigence normale. Pourtant, comment vivre ce travail sans finir par en être affecté ou, au contraire, par devenir indifférent, seule façon de prendre de la distance ? Ne faudrait-il pas aussi prendre en considération la souffrance des hommes qui font ce travail ? Qu'il y ait, comme dans tous les métiers, des comportements peu exemplaires, c'est le moins que l'on puisse dire ! Mais ces dérives ne doivent pas conduire à discréditer ceux qui exercent leur métier sérieusement. Dans l'immense majorité des cas, le travail est fait dans le respect des règlements en vigueur. Depuis de nombreuses années, en effet, s'accumulent de multiples obligations en termes d'abattage. On peut toutefois s'interroger sur l'abattage rituel halal qui se généralise, en dépit de la législation en vigueur, où l'animal est égorgé vivant, ce qui est particulièrement violent.

Le législateur

Il ne peut pas tout faire. Il va dans le sens de ce que veut la société ballottée au gré des changements techniques et des opinions dominantes. La réglementation est remarquable, car elle limite le risque de dérives, de maltraitance. Elle protège l'animal des mauvais traitements et protège l'éleveur du risque de négligences. Mais encore une fois, c'est son outil de travail et, dans la majorité des cas, il est le meilleur garant de cette protection animale.
La réglementation concerne l'élevage lui-même, l'alimentation et les soins, le suivi sanitaire, la formation, la surveillance, ainsi que le transport des animaux et bien sûr l'abattage afin que la souffrance animale soit aussi réduite que possible.
Peut-on aller plus loin ? Dans la protection et le respect des êtres vivants, sans doute oui.

LE CONSOMMATEUR

Le consommateur se trouve en bout de chaîne, et toute la différence avec la situation des siècles précédents est là. Souvent, le mangeur était aussi éleveur, en proximité, si ce n'est en communion, avec les animaux ou avec les producteurs. L'une des causes des rejets et des peurs alimentaires actuels est liée à la distanciation qui s'est produite entre le mangeur et le mangé, du fait de l'industrialisation de l'alimentation. Cette industrialisation, pourtant positive à de nombreux égards, notamment en termes de qualité et de disponibilité, éveille la méfiance d'un nombre croissant de personnes. Vraisemblablement parce qu'il est nécessaire de savoir ce que l'on mange, c'est légitime. Se nourrir d'étiquettes ou d'emballages crée le doute ou la suspicion, au moins l'inquiétude. Au-delà, il est clair que nous ne mangeons pas des nutriments, mais des aliments et donc des symboles.

Pour beaucoup, la viande, le lait ou le poisson sont très éloignés de notre univers. Et cette distance crée de l'inquiétude, voire de l'angoisse : ainsi le poissonnier ne vend plus de poisson entier, car le consommateur est effrayé de devoir le préparer. Le morceau de viande nous parle de moins en moins et nous ne voulons plus entendre parler de l'animal qu'il était auparavant ni, non plus, de ce qui lui est arrivé avant de parvenir dans notre assiette. De la même façon, nous ne voulons plus entendre parler de la mort, au point de déléguer nos défunts à des spécialistes. Il faut nous réapproprier la mort et donc la vie. C'est ainsi que nous sommes passés de zoophages – mangeurs d'animaux en pleine conscience –, à sarcophages – mangeurs de chair, cette chair que l'on ne veut plus se représenter comme animale.

Paradoxalement, ceux qui sont le plus attachés aux animaux, les paysans et les éleveurs, sont ceux qui ont le moins de problème avec la consommation de viande, car elle fait partie de leur vie. Il est certain que, de même que l'élevage intensif a discrédité l'éleveur en faisant de lui un producteur distant et froid, l'industrialisation des steaks hachés et des hamburgers a achevé de « désincarner » la viande, bidoche sans « âme ». Nous ne pensons plus à ce que nous mangeons, nous ne savons plus ce que nous mangeons parce que cette nourriture ne nous parle plus. Or, comme le disait Claude Lévi-Strauss, « un aliment doit être bon à penser » et pas seulement bon à manger. La cuisine peut être un moyen de retrouver le sens de la nourriture et de se réapproprier un savoir-faire. Lorsque nous préparons un plat à mijoter, c'est toute une histoire que nous faisons revivre avec les odeurs, les souvenirs, les évocations, les gens...

La viande synthétique

Ce n'est pas la viande cultivée *in vitro* par multiplication de cellules musculaires qui va nous réconcilier avec notre alimentation. Certes, elle est déconnectée de l'animal, mais avec cette viande « synthétique » l'aliment perd son sens, son histoire, sa valeur symbolique. Si, demain, nous mangeons des nutriments, que nous diront-ils alors de ce qu'ils sont et de ce que nous sommes, des êtres omnivores avec un héritage culturel ?

Redonner du sens à notre alimentation, c'est commencer par rechercher la proximité, la qualité, le terroir, ce qui passe par des prix plus élevés pour le producteur, compensés par une réduction de la quantité consommée. La productivité intensive d'une viande standardisée ne sert pas la cause d'une consommation raisonnée et raisonnable de viande. Il est bon que certaines prises de conscience aient eu lieu. Mais les droits des animaux pourraient nous conduire trop loin, dans une perte de sens de ce que nous sommes réellement. Et il ne faudrait pas oublier la priorité : le bien-être de l'homme, au risque d'inverser les valeurs.

CHAPITRE V

L'ENVIRONNEMENT, UN BIEN COMMUN

La question du rôle de l'élevage et de la production de viande sur l'environnement est importante. Elle a pris de l'ampleur, d'une part, avec l'évolution démographique, caractérisée par une réduction de la mortalité prématurée et par une augmentation de l'espérance de vie et de la longévité aboutissant à un accroissement important de la population mondiale (passant de 1 milliard en 1800 à 7 milliards d'êtres humains en 2011) et, d'autre part, avec l'élévation du niveau de vie des populations qui conduit à une augmentation de la consommation de produits d'origine animale, en particulier de produits carnés.

L'augmentation de la population humaine devrait se stabiliser avant la fin du siècle à moins de 10 milliards. Toutefois, l'enrichissement de ces hommes va progresser, leurs besoins énergétiques vont augmenter et surtout leurs habitudes alimentaires vont évoluer, comme elles le font en France depuis deux siècles, mais de façon accélérée. On peut, cependant, supposer que la pression sur les ressources disponibles va provoquer l'augmentation du prix des produits animaux, ce qui pourrait ralentir la progression de leur consommation.

Or depuis vingt ans, on attire l'attention sur les conséquences environnementales et climatiques de nos modes de vie et sur la contribution de l'agriculture au sens large, et de l'élevage en particulier, à ces changements. Quels sont les points positifs de l'élevage ? Quels problèmes pose-t-il à l'environnement ? Y a-t-il des preuves de ses conséquences environnementales et climatiques ? Peut-on proposer des alternatives et des évolutions pour aller vers une agriculture et un élevage durables et, par conséquent, vers une alimentation durable ?

LES BIENFAITS DE L'ÉLEVAGE ET DE L'AGRICULTURE

Dans le monde, 1,3 milliard de personnes tirent leurs revenus de l'élevage et 2 milliards de personnes utilisent encore des animaux pour travailler la terre ou transporter des marchandises. Cette filière représente donc une source de richesse et une source d'emploi. Sans oublier les 800 millions d'agriculteurs pauvres qui vivent avec moins de 1,25 $/j et pour lesquels les animaux sont un moyen de subsistance et de revenu. Mais il faut admettre que, souvent, ils sont plutôt consommateurs de lait que de viande, lorsqu'ils sont nomades ou pasteurs comme les Mongols en Asie, les Massaï ou les Peuls en Afrique…

L'élevage extensif des bovins et des ovins joue également un rôle majeur dans l'aménagement du territoire, notamment pour le maintien du bocage, des haies et des prairies, ainsi que pour la conservation d'un écosystème riche en montagne. Que seraient la Bourgogne sans son charolais et le Cantal sans sa salers ? Son recul dans ces zones conduirait à une expansion problématique des forêts de résineux ou des terres cultivées. Imaginons la France sans élevage, envahie de forêts : le paysage ainsi que la diversité botanique en seraient sévèrement altérés. L'élevage bovin et ovin valorise les surfaces non utilisables pour d'autres productions alimentaires. Il limite les incendies de forêt, sources d'émission massive de gaz à effet de serre. Il contribue naturellement à la fertilisation des sols avec les déjections animales et le fumier. Le pâturage favorise les nappes phréatiques, la durabilité des sols, limite leur érosion et permet de réduire l'usage des pesticides.

Dans les pays émergents, en Afrique notamment, la consommation par les animaux des sous-produits agricoles et des résidus des terres de culture permet d'éviter la destruction de la biomasse par le feu et contribue à la réduction des feux de brousse et à la protection de la savane arbustive ; or les incendies des savanes, qui occupent 1/8e de la surface terrestre mondiale, jouent un rôle non négligeable dans le réchauffement climatique.

Le labour et la traction animale représentent aussi une force de travail : dans des pays comme l'Inde, où 83 millions d'animaux de trait sont utilisés, on estime que la force de travail produite équivaut à 50 % de la production électrique du pays.

LES RESSOURCES ALIMENTAIRES MONDIALES

La pression démographique justifie le maintien des surfaces agricoles, afin d'assurer une production suffisante pour nourrir la planète. L'enjeu des cultures vivrières d'une part, des terres agricoles disponibles d'autre part, est primordial. Il faut cependant tout de suite remarquer que le pourcentage d'êtres humains sous-alimentés décroît depuis trente ans, grâce aux progrès en matière de production agricole, et que la couverture des besoins nutritionnels est de plus en plus satisfaisante grâce à la consommation accrue des aliments d'origine animale qui a pour conséquence une diminution des déficits en fer, en protéines, en vitamines.

Il convient aussi de souligner que la sous-nutrition est d'abord, et de loin, due à des causes humaines : pauvreté, injustice, inégalité, corruption, guerres, conflits, mauvaise répartition des ressources, exploitation, égoïsme, gaspillage alimentaire. D'autres causes, plus structurelles, s'y ajoutent : les bouleversements climatiques et la réduction des terres agricoles dévolues aux cultures vivrières.

Toutefois, la question est économiquement complexe, car produire du cacao, du thé ou de l'huile de palme permet l'enrichissement des populations, y compris des petits producteurs, et améliore leurs conditions de vie. Les échanges agricoles entre pays peuvent être bénéfiques pour tous les protagonistes. Dans d'autres cas, malheureusement, les petits paysans sont chassés de leur terre ou expropriés. De plus, il apparaît clairement qu'une partie des productions agricoles des pays émergents est destinée à l'alimentation des animaux des pays du Nord, qu'ils soient d'élevage et de compagnie, souvent au détriment des cultures vivrières. En France, plus du tiers des grains produits est consommé par les animaux. La moitié des protéines utilisées par l'élevage européen (hors fourrage) est issue du tourteau de soja, ce qui correspond à l'utilisation virtuelle de 19 millions d'hectares, essentiellement des pays émergents comme le Brésil, et trop souvent au détriment des forêts équatoriales ou des cultures vivrières. Dans le monde, 30 % des terres émergées non gelées sont utilisées pour l'alimentation des animaux.

Nous avions déjà attiré l'attention sur ces points dans *Manger autrement* en 1984. Heureusement, la prise de conscience avance et la déforestation régresse. Elle est passée de 16 millions d'hectares par an, dans les années 1990, à moins de 10 millions d'hectares, en 2012. Au Brésil, avec un ralentissement de l'extension de la culture de canne à sucre pour le bioéthanol et de soja pour l'alimentation animale, la déforestation a diminué de 70 % depuis 2008 et a été d'environ 0,45 million d'hectares en 2012.

L'utilisation des protéines végétales, sous forme de tourteaux de soja ou de maïs, concerne surtout l'élevage des monogastriques. Certes, le coefficient de transformation des protéines végétales est déficitaire, puisqu'il faut de quatre à six protéines végétales pour produire une protéine de porc ou de volaille, trois ou quatre pour une protéine d'œuf, de dix à douze pour une de bœuf. Pourtant, dans la mesure où l'alimentation des monogastriques a surtout recours au grain et au tourteau, alors que celle des bovins se déroule majoritairement au pâturage et au fourrage, c'est la production de la viande de volaille et de porc qui est plus impliquée dans cette utilisation des surfaces agricoles. En outre, non seulement la consommation de volaille et de porc croît davantage dans le monde que celle d'ovins et de bovins, mais la production de porcs et de volailles représentait 70 % de la production mondiale de viande en 2013. Il est donc souhaitable de ralentir cette consommation de porc et de volaille dans le monde.

En France et plus généralement en Europe, il faut privilégier la production d'une viande de qualité, payée un prix plus élevé au producteur, avec un recours croissant à une alimentation issue de productions locales, dans une agriculture plus intégrée. Ainsi, en cultivant sur place du colza, des pois ou des féveroles pour nourrir le bétail, on réduit la pression sur les terres agricoles des pays émergents et l'empreinte carbone de la viande de porc. Il est indispensable de continuer dans cette voie. Le consommateur doit être prêt à acheter plus chère une viande savoureuse issue de filières plus favorables pour l'environnement, et à en manger moins.

LES CONSÉQUENCES ENVIRONNEMENTALES ET SANITAIRES

L'effet de serre

Les deux tiers des rayons du soleil qui atteignent la surface de la Terre sont absorbés par les forêts et les prairies. Sous l'effet de la réverbération, le troisième tiers est renvoyé vers l'espace sous forme de rayonnement infrarouge. Toutefois, des gaz dits « à effet de serre » – parmi lesquels figurent le dioxyde de carbone (CO_2), le méthane (CH_4), l'ozone (O_3), le protoxyde d'azote (N_2O), mais également des molécules fluorées – accumulés dans les couches basses de l'atmosphère agissent comme un filtre et s'opposent au passage d'une partie de ce rayonnement infrarouge, lequel est alors renvoyé vers la Terre et contribue à la réchauffer. C'est la concentration de ces derniers qui a fortement augmenté depuis le début de l'ère industrielle.

Le CO_2 est le principal constituant, soit les deux tiers, des gaz à effet de serre émis dans le monde. Le premier contributeur est, de loin, la combustion d'énergie fossile productrice de CO_2, soit, en France, 69 % des émissions totales de gaz à effet de serre. L'agriculture, comme toute activité humaine, en produit aussi. Mais la part de l'élevage est à peine de 2 ou 3 % des émissions mondiales de CO_2. Or l'élevage contribue pour 14,5 % aux émissions totales mondiales de gaz à effet de serre. Cela est essentiellement lié à la production de CH_4 par les ruminants, bovins, ovins et caprins.

Ce CH_4 peut avoir deux origines, entérique et non entérique. Le premier, qui représente les deux tiers, se forme dans le rumen et provient de l'activité bactérienne indispensable à la digestion de la cellulose par les ruminants : il est rejeté par voie orale (éructation) par l'animal. Le CH_4 entérique représente à lui seul 40 % des émissions de gaz à effet de serre du secteur agricole. Le CH_4 non entérique se forme lors de la dégradation anaérobie de la matière organique contenue dans les déjections animales.

Au total, les bovins produiraient près des trois quarts des gaz à effet de serre du secteur élevage, les petits ruminants (ovins, caprins) 7 %. En revanche, les porcs et les volailles, qui fournissent plus des trois quarts de la viande dans le monde, produisent ensemble moins de 20 % des gaz à effet de serre.

Quant au N_2O, il est surtout issu des cultures, car il résulte en grande partie de la transformation des produits azotés sur les terres agricoles et quasi pas des animaux d'élevage. Toutefois, sa capacité à piéger la chaleur est 292 fois plus élevée que celle du CO_2 (celle du CH_4 est 25 fois plus élevée).

Il existe cependant des bonnes nouvelles, des marges de progrès et des pistes d'amélioration. Ainsi en vingt ans, l'élevage bovin a réduit de 19 % ses émissions brutes. D'autre part, les ruminants utilisent et valorisent essentiellement de la surface de prairie. Or, celle-ci stocke le carbone – elle est qualifiée de « puits de carbone » – et compense en partie les émissions de gaz à effet de serre des ruminants (de 10 à 50 %

du total et de 40 à 100 % du CH_4 entérique). La consommation des végétaux résiduels sur les terres, par les animaux, permettrait de réduire encore de 30 à 40 % la biodisponibilité d'azote réactif dans les sols, limitant ainsi la production de N_2O. Mais le déstockage est rapide après le retournement des sols. La couverture des lisiers de porc permettrait aussi de réduire fortement l'émission de CH_4 non entérique. Enfin, une voie d'amélioration est représentée par la filière lin (Bleu-Blanc-Cœur) qui diminue la production de CH_4 entérique. De même, la méthanisation de déchets issus des élevages bovin et porcin se développe : en récupérant le CH_4 qui se dégage spontanément des effluents pour en faire de l'énergie, l'éleveur participe à la réduction des émissions de gaz à effet de serre. La méthanisation de 1 000 m^3 de lisier bovin permet d'éviter l'émission de 16 t de CH_4, soit environ 330 t-équivalent CO_2 (voir pleinchamp.com).

Bien sûr, le régime alimentaire humain joue lui-même un rôle essentiel puisque les produits alimentaires d'origine animale (viande, produits laitiers, œufs) représentent plus de 50 % de l'impact carbone de l'alimentation : réduire ou modérer sa consommation de viande est une mesure simple et s'inscrit dans ce que l'on appelle aujourd'hui l'alimentation durable. Elle est surtout utile chez les gros consommateurs de viande en Occident. Mais l'enjeu concernera aussi les pays émergents, compte tenu de l'accroissement de leur population et de l'évolution possible de leurs modes alimentaires vers davantage de produits animaux. Les peuples de ces pays doivent concilier leur souhait légitime d'améliorer leur nutrition et la nécessité de vivre de leur travail et de leur agriculture avec la nécessaire prise en compte des équilibres écologiques et environnementaux.

Le problème des nitrates

L'usage immodéré d'engrais solubles azotés, phosphoriques et potassiques (NPK), et le rejet excessif de lisier issu de l'élevage porcin ont des conséquences connues sur l'environnement. Que ce soit dans les lacs, les rivières ou les mers, l'excès d'azote en milieu aquatique réduit la teneur en oxygène de l'eau. La conséquence ? Une eutrophisation qui se traduit par une croissance exagérée d'algues et de plantes ne dépendant pas de l'oxygène, et qui peut étouffer toute autre vie. Il est donc vital de réduire ces usages et ces rejets. L'infiltration des nitrates dans le sol jusqu'aux eaux souterraines et aux nappes phréatiques conduit à une augmentation des teneurs en nitrates des eaux potables. En France, ces concentrations restent cependant inférieures aux niveaux réglementaires (50 mg/l).

La teneur en nitrates des eaux potables est un indicateur de pollution, toutefois elle n'est pas un seuil de danger. En effet, les nitrates ne sont pas des substances toxiques. Dans certaines conditions, ils se transforment en nitrites dans l'estomac puis en nitrosamines dans le côlon, mais seulement dans le cas d'un pH gastrique élevé – comme chez un nouveau-né ou une personne prenant des médicaments inhibiteurs de la pompe à protons –, d'un trop faible apport en vitamine C et/ou d'une flore bactérienne colique perturbée. Les nitrosamines sont cancérogènes, et un certain nombre d'études tendent à mettre en évidence une association entre nitrosamines et cancers. Mais il n'existe pas de preuve formelle de la relation entre les nitrates et le risque de cancer. On sait d'ailleurs que les nitrates sont des substances naturellement présentes dans les plantes, nécessaires à leur croissance, et qu'ils sont aussi des molécules produites par les organismes vivants, y compris l'homme, avec des fonctions physiologiques et bénéfiques précises au niveau vasculaire. Le problème principal des nitrates réside dans leur concentration excessive dans l'environnement. Il est donc nécessaire de continuer à améliorer les pratiques agricoles et d'élevage pour y remédier.

Le problème de l'eau

L'eau est un bien précieux, elle est source de vie. Pourtant un tiers de l'humanité en manque encore et 1 milliard d'individus n'ont pas accès à l'eau potable. L'eau est, en effet, encore trop souvent polluée au niveau bactériologique, ce qui provoque notamment des diarrhées infantiles mortelles. La diarrhée aiguë infectieuse est la deuxième cause de mortalité (17 %) chez l'enfant de moins de 5 ans dans le monde.

C'est dire l'importance de l'accès à une eau potable. L'agriculture et l'élevage utilisent 70 % de l'eau douce disponible dans le monde. L'élevage consomme de 8 à 15 % des ressources en eau de la planète, majoritairement de façon indirecte *via* la culture des graines comme le maïs et le soja, nécessaires pour l'alimentation du bétail. Le maïs est particulièrement gourmand. Selon la FAO, la production de 1 000 kcal sous forme de céréales nécessite 0,5 m^3 d'eau, et la production de 1 000 kcal de viande en exige 4 m^3. Mais nous ne mangeons pas 1 000 kcal de viande chaque jour, au maximum 300 : l'équivalence est donc plutôt de 1,3 m^3 pour 0,5 m^3.

Cela étant, il existe des différences selon le mode d'élevage et les animaux. Ovins et caprins sont moins gourmands, et les bovins en élevage extensif sur pâturage le sont beaucoup moins que les animaux en élevage intensif. La prairie est en outre un formidable régulateur de l'écoulement des eaux, elle diminue l'effet de l'érosion et limite l'évaporation. Il faut donc encourager les modes d'élevage qui peuvent réduire cette consommation en eau, ainsi que les rotations, l'assolement, la culture de légumineuses qui, de surcroît, enrichit le sol en azote, et toutes les techniques limitant l'évaporation et l'érosion. Un élevage bien conduit, bio ou non, peut y contribuer.

Le problème des hormones et des antibiotiques

En France, le recours aux hormones à des fins de croissance animale est interdit. Quant à la question des antibiotiques, elle est complexe. Certains peuvent être utilisés en élevage dans trois circonstances : traitement curatif pour soigner un animal malade ; traitement métaphylactique pour traiter l'ensemble des animaux d'un élevage si une infection très contagieuse se déclare (le plus souvent si de 10 à 15 % des animaux sont malades), afin d'épargner la propagation à l'ensemble ; traitement préventif ou prophylactique lorsque les animaux sont exposés à des facteurs de risque d'infection (sevrage des porcelets, tarissement chez les vaches laitières, mélange de veaux d'origines différentes). Depuis 2006, l'usage d'antibiotiques en vue d'améliorer la croissance et la performance des animaux, toutes espèces confondues, est interdit dans l'Union européenne. Le niveau d'exposition aux antibiotiques, toutes espèces et voies d'administration confondues, a diminué depuis 2007 selon l'ANSES.

Pour la santé, le premier risque résulte du développement de la résistance aux antibiotiques par les bactéries, ou « antibiorésistance ». C'est un véritable problème de santé publique, particulièrement dans les hôpitaux. L'usage des antibiotiques chez l'homme en est de loin la première cause, mais l'usage vétérinaire ne doit pas non plus être négligé. La définition de chartes de bonnes pratiques d'élevage, l'autorisation de prescription limitée aux seuls vétérinaires, la réduction des prescriptions hors autorisations de mise sur le marché (AMM), les contrôles diligentés par la Direction générale de l'alimentation (DGAL), ainsi que le développement de méthodes alternatives (probiotiques, agriculture biologique) ou non (vaccination), permettent de réduire ce risque.

Le second risque réside dans la présence d'antibiotiques et de leurs métabolites dans les produits animaux qui deviennent « contaminants », le lait, la viande, les abats. Ces risques sont connus et évalués. Comme pour d'autres contaminants, les pesticides, par exemple, il faut déterminer quelle est la « dose journalière admissible » (DJA). Celle-ci est calculée expérimentalement à partir de la plus petite dose ayant un effet, pondérée par un facteur de sécurité. Cette DJA est comparée à la « limite maximale de résidus » (LMR) qui est un seuil réglementaire de concentration de résidus au-delà duquel la commercialisation d'un produit alimentaire est interdite. Les LMR sont ensuite utilisées par l'industrie du médicament pour fixer le temps d'attente entre la dernière administration du médicament et l'abattage ou la traite... Si ce dernier n'est pas respecté, la viande ou le lait ne peuvent être mis dans le circuit de distribution destiné à l'alimentation humaine. Le respect de ce temps d'attente ne signifie pas que les résidus sont totalement absents, mais seulement que leur concentration ne dépasse pas le seuil réglementaire : une allergie induite par une infime présence reste donc possible (jusqu'à ce que l'on découvre que même en deçà des LMR, les résidus ne sont pas inoffensifs !). Enfin, il faut aussi prendre en compte le passage des résidus des antibiotiques dans la nature, *via* les déjections animales, puis dans les nappes phréatiques et dans l'eau de consommation, malgré les progrès effectués au niveau des stations d'épuration.

L'élevage est source de richesse, facteur d'emploi, force de traction, moyen de fertilisation, il participe traditionnellement à l'aménagement du territoire, il est, bien sûr, source de protéines animales de qualité pour l'homme et il contribue à la diversité alimentaire.

Toutefois, nous sommes confrontés, au niveau mondial, à une augmentation de la demande d'aliments d'origine animale du fait de la croissance de la population, notamment dans les pays émergents d'Asie, d'Amérique latine et d'Afrique. Pour y répondre, la production s'est considérablement accrue, la productivité également, au prix d'une transformation des modes de production – productivisme, gigantisme, concentration, intensivité. Cette évolution s'assortit le plus souvent d'une baisse de qualité parallèlement à la baisse des prix. Elle se fait également au détriment des agriculteurs et des éleveurs dans une course sans fin à la productivité et aux subventions. Le prix à payer concerne principalement l'effet de serre, essentiellement lié à l'élevage bovin, ainsi que l'excès de nitrates rejetés dans l'environnement et la réduction des ressources en eau potable, majoritairement liés à l'élevage porcin. Les conséquences directes pour la santé humaine sont moins nettes, mais le recours à des filières telles que celle du lin (pour les monogastriques surtout) et le pâturage traditionnel améliorent la composition en acides gras et réduisent la production de CH_4 par les vaches.

Il est vrai que la population mondiale a récemment connu une expansion inédite qui conduit à s'interroger sur la disponibilité en ressources. Mais elle devrait se stabiliser aux alentours de 9 à 10 milliards d'êtres humains.

Par ailleurs, la Terre peut largement nourrir la population actuelle et beaucoup plus encore, à condition de revoir à la fois nos modes de production et nos modes alimentaires. Il faut développer une agriculture et un élevage intégrés, moins consommateurs d'intrants, d'engrais, d'eau et de céréales ou de tourteaux de soja importés. Les consommateurs doivent accepter de manger moins de viande, mais une viande de qualité et plus chère. Il faut encourager une agriculture biologique, moins intensive, non dogmatique, raisonnée.

En ce qui concerne le porc, le bilan carbone des pratiques biologiques n'est peut-être pas si bon, car le rendement protéique est moins élevé. Pour les bovins, paradoxalement, et au risque d'en choquer certains, le recours à une petite quantité de protéines animales dans l'alimentation du bétail, prôné depuis un siècle et demi, améliore considérablement l'efficacité biologique des protéines d'origine végétale et permettrait de réduire le recours aux larges quantités de concentrés et de tourteaux de soja. Malheureusement, après le scandale dit de la « vache folle », cette pratique semble difficile à recommander.

Plaidoyer contre le gaspillage

Selon l'Agence de l'environnement et de la maîtrise de l'énergie (ADEME), 10 millions de tonnes de nourriture sont gaspillées chaque année en France, représentant un impact carbone de 15,3 millions de tonnes équivalent CO_2 ou 3 % des émissions de gaz à effet de serre. C'est un véritable scandale pour la planète, pour l'environnement, pour ceux qui ont faim, ainsi que pour ceux qui produisent. La viande, comme tout autre aliment, a un coût écologique, et le gâchis n'est pas acceptable.

Pourtant, la prise de conscience individuelle est extrêmement faible. Les pouvoirs publics, les distributeurs et, dans une moindre mesure les restaurateurs et les consommateurs, commencent seulement à prendre des mesures. Pourquoi servir et se servir de grosses portions puis jeter ? Pourquoi ne manger que la moitié arrière des bêtes au lieu d'encourager la consommation des morceaux avant, dits « bas morceaux » ? Nous nous conduisons comme des enfants gâtés.

Les indicateurs de qualité qui figurent sur les étiquettes des denrées alimentaires devraient inclure non seulement les repères nutritionnels, mais aussi les aspects environnementaux, même s'ils sont encore difficiles à calculer, voire certains indicateurs sociaux (par exemple, le nombre de personnes qui en vivent).

En France et aux États-Unis, notamment, la consommation de viande a commencé à diminuer. Il faudrait aussi la ralentir dans les pays émergents. En tant que vitrine, voire modèle, des objectifs à atteindre, donnons l'exemple en modérant notre consommation de viande et en encourageant les modes de production plus respectueux de l'environnement.

CHAPITRE VI

EN MANGER MOINS ?

Tous les indicateurs sont au rouge au regard des questions nutritionnelles et sanitaires si l'on considère l'excès de consommation de viande et la monotonie des pratiques alimentaires associées, comme le type de cuisson et le déficit des autres aliments. Ils reviennent au vert dès que la consommation de viande et de charcuterie est modérée, variée, associée à une cuisson appropriée ainsi qu'à des habitudes alimentaires équilibrées.

Sur le plan écologique et environnemental, les indicateurs sont également au rouge dès lors que les modes de production menacent les écosystèmes, la préservation des sols, des terres agricoles et des ressources vivrières. La situation ne fera qu'empirer si la consommation mondiale, en Inde, en Chine, puis demain en Afrique, s'ajuste sur celle qui est actuellement la nôtre, en Occident. Toutes les mesures permettant de réduire les niveaux de consommation sont donc justifiées. Et elles n'iront pas sans une révision des modes de production qui devront être plus respectueux de l'environnement, moins coûteux en énergie, en eau, en engrais, en phytosanitaires, et moins demandeurs en productions végétales destinées à la production animale.

Les questions se succèdent et les réponses ne se ressemblent pas. Faut-il manger moins de viande ? Oui, si l'on en mange trop. En consommer trop est tout à fait déconseillé, comme c'est le cas pour tous les autres aliments. Doit-on en manger moins ? Au niveau mondial, oui : il faut infléchir la tendance et revoir les modes de production dans un sens plus respectueux de l'environnement, plus juste et plus équitable.

PEUT-ON S'EN PASSER ?

Oui ! La viande n'est pas indispensable, même si elle est tout à fait utile ! Mais si l'on n'en consomme pas, il faut impérativement la remplacer par l'apport des nutriments dont elle est garante, en particulier les protéines, le fer, le zinc, les vitamines B, la vitamine B_{12} notamment.

Comment remplacer les protéines de la viande ? Les autres sources de protéines animales que sont le poisson et les produits de la pêche sont des substituts parfaits, car ils apportent autant de protéines de qualité. Ils ont en outre l'avantage d'apporter une grande quantité d'acides gras oméga 3 bénéfiques pour le système cardiovasculaire, le cerveau et la rétine. Toutefois, l'état des mers et des océans vient pondérer cette recommandation : d'une part, tous les gros poissons du bout de la chaîne alimentaire ont accumulé nombre de toxiques présents dans les eaux du globe, notamment des métaux lourds, d'autre part, cette ressource n'est pas infinie et l'on sait que certaines régions marines sont d'ores et déjà pillées. Aussi est-il nécessaire de varier notre consommation de poisson (petits et gros...) et de développer l'aquaculture à condition qu'elle soit respectueuse de l'environnement. De très gros progrès ont été faits en ce sens.

Les œufs contiennent moins de protéines, mais celles-ci sont quasi parfaites – avec une grande variété d'autres nutriments remarquables. Pourtant, ni les œufs ni le poisson ne doivent être consommés avec excès.

Les produits laitiers sont également une source remarquable de protéines de très haute qualité, ils ont une richesse exceptionnelle et contiennent de multiples autres nutriments. Leurs bénéfices pour la santé sont, en outre, parfaitement démontrés sur la prévention du diabète de type 2, du syndrome métabolique [1], de l'ostéo-sarcopénie [2] et du cancer du côlon.

Le lait

Certains « antilait » répètent à l'envi qu'il n'y a aucune raison que l'homme soit la seule espèce animale à consommer le lait d'une autre espèce à l'âge adulte. Justement, il y a des raisons : certes, le lait maternel est le seul lait

1. Le syndrome métabolique désigne un ensemble de signes cliniques et biologiques, pouvant conduire jusqu'au diabète, observés chez les personnes présentant un excès de graisse abdominale.
2. La sarcopénie est un phénomène physiologique caractérisé par une diminution de la masse et de la force musculaires, s'aggravant avec l'âge et pouvant conduire à des chutes.

parfaitement adapté au petit de l'homme, toutefois au-delà de 6 mois, l'homme est omnivore et il peut, et même il doit, manger de tout. Plus de la moitié de l'humanité présente effectivement un déficit partiel en lactase, l'enzyme participant à la digestion du lactose. Cependant, d'une part, ce n'est pas une maladie mais un trait génétique, d'autre part cela n'entraîne une intolérance au lactose (avec gêne digestive) qu'en cas d'apport élevé de lait (> 250 ml/j) ; enfin, le lactose des yaourts est autodigéré et la plupart des fromages n'en contiennent pas.

Dans un menu végétarien, il importe de valoriser les protéines végétales dont les sources sont au nombre de quatre :
- les céréales et apparentés : blé et proches (épeautre, kamut), riz, seigle, avoine, maïs, millet, sorgho, sarrasin, quinoa, amarante... ;
- les légumes secs : lentilles, haricots, pois chiches, pois cassés, fèves ;
- le soja jaune (*Glycine max*) qui appartient aux légumineuses et dont les dérivés tels que le tofu sont particulièrement intéressants ;
- les oléagineux : amandes, noix, noisettes...

On évoquera rapidement les levures, les micro-algues et la spiruline dont la teneur en protéines est élevée, mais le poids consommable faible. Et de nouvelles sources sont aujourd'hui disponibles, mais doivent être transformées pour être acceptables, comme les insectes ou les dérivés de protéines végétales issues des pois ou de la luzerne...

On sait que la valeur biologique des protéines végétales est imparfaite, car les céréales sont déficitaires en lysine, un acide aminé essentiel, et les légumes secs en méthionine, un autre acide aminé soufré. Le soja a une valeur biologique très proche de la protéine de référence – qui est riche des huit acides aminés essentiels –, toutefois, il doit être transformé pour avoir une bonne digestibilité : c'est le cas du tofu.

La complémentation céréales-légumineuses est traditionnelle et universellement répandue. Elle permet d'obtenir une protéine « combinée » avec un indice chimique élevé qui lui confère une très bonne valeur biologique. La digestibilité des légumes secs est médiocre, mais est améliorée par le trempage (sauf les lentilles) et la cuisson. Cette complémentation se retrouve presque partout dans le monde :

- Moyen-Orient (Liban, Égypte...), Maghreb : blé + pois chiches ;
- Afrique : mil ou sorgho + cornilles ou niébés ;
- Inde : riz + lentilles ;
- Chine : riz ou millet + soja ;
- Amérique centrale et latine : riz + haricots noirs, maïs + haricots rouges.

Si cette association est nécessaire en cas d'alimentation végétalienne, ce n'est pas le cas chez les ovo-lacto-végétariens, encore moins chez les pesco-végétariens ou les flexi-végétariens, ce qui est un avantage, car cette complémentation est très monotone. Lorsqu'elle est systématique, chez les végétaliens, elle a également l'inconvénient d'obliger à consommer de grandes quantités pour compenser notamment la faible teneur en protéines des céréales et du pain ; elle impose aussi une consommation quotidienne de légumes secs de faible digestibilité et de tolérance parfois imparfaite. Le soja – le tofu en particulier – est une alternative intéressante.

En revanche, les jus végétaux ne sont en aucune façon un substitut du lait, tout au plus des boissons désaltérantes : en dehors de celui de soja, ils sont particulièrement pauvres en protéines. Chez l'enfant, leur utilisation en remplacement du lait induit de graves dénutritions.

Ainsi, dès lors qu'il y a apport d'œufs et de produits laitiers, l'équilibre et la diversité alimentaires sont facilités.

Les autres nutriments fournis par la viande sont le fer, le zinc et le sélénium. Les études montrent que chez les ovo-lacto-végétariens le risque de carence est faible, grâce à la teneur en fer des œufs, des lentilles, du soja ; en zinc, des noix et du germe de blé ; en sélénium, des œufs. En revanche, chez les végétaliens le risque de carence est majeur et même avéré en ce qui concerne la vitamine B_{12} au bout de quelques années. En outre, les végétariens (excepté les pesco-végétariens) et les végétaliens risquent un déficit en acides gras oméga 3.

FAUT-IL SE PASSER DE VIANDE ?

C'est un choix alimentaire personnel, mais le nutritionniste répond « non », car il est parfaitement possible d'avoir une alimentation variée et équilibrée avec une consommation modérée de viande. Elle a des atouts, elle s'inscrit dans une histoire, une culture, une gastronomie ; elle est compatible avec le maintien d'un bon état de santé. Mais nous devons déconseiller une consommation élevée, répétée, monotone de viande, grillée ou sous forme de hamburger *a fortiori*.

Chercher la qualité organoleptique et encourager des modes de production respectueux de l'environnement est une bonne chose. La qualité a aussi un prix : manger moins de viande, plus chère, meilleure, savoureuse, grasse ou non, variée, mijotée, s'inscrivant dans une alimentation diversifiée, telle est la tendance à encourager.

Le nutritionniste peut donner des repères de fréquence. On propose de ne pas dépasser une portion (de 100 à 120 g) par jour, soit raisonnablement de 4 à 7 fois par semaine dont :

- de la viande rouge (bœuf, veau, agneau) : 1 ou 2 fois par semaine ;
- de la viande blanche (porc, volaille, lapin) : de 1 à 3 fois par semaine ;
- de la charcuterie ou du gibier ou des abats : 1 ou 2 fois par semaine.

On réservera deux plats de poisson par semaine. Mais la nutrition n'est pas dogmatique, on peut aussi proposer 50 g par repas de 8 à 12 fois par semaine, soit un tout petit peu presque à chaque repas ! Les autorités internationales n'ont qu'une recommandation, celle de ne pas dépasser 500 g de viande rouge par semaine (en poids cuit), soit en théorie pas plus de 70 g/j, d'après la définition internationale de la viande rouge : bœuf, porc, veau, agneau et cheval (voir page 34).

Il n'y a aucune raison de vouloir supprimer la charcuterie ou de l'éviter comme si c'était un aliment toxique. Au contraire, c'est un aliment excellent au cœur d'une tradition culinaire, d'une diversité et d'un plaisir de table évidents. Seule la quantité doit être limitée, en moyenne à moins de 50 g/j.

Et la viande ne se mange pas seule ! Toutes ces recommandations n'ont aucun sens si l'on ne prend pas en considération l'ensemble du repas et son équilibre, ainsi que la façon de préparer, de cuire et de cuisiner les aliments.

Dans l'option des sept repas hebdomadaires principaux faits de chair animale (viande, poisson), les sept autres repas seront ovo-lacto-végétariens ce qui contribue à bien équilibrer l'alimentation. Mais là non plus, pas de dogme, car l'on pourrait parfaitement inclure les œufs parmi les sept repas principaux.

Quant aux produits laitiers, toutes les données scientifiques justifient leur intérêt pour la nutrition et la santé.

Il nous semble donc qu'une modération de la consommation de viande est la bonne option : on pourrait aussi recommander une alimentation flexi-végétarienne ou pesco-végétarienne ou flexi-pesco-végétarienne, une sorte de compromis idéal ! Mais pourquoi faire compliqué quand on peut faire simple ? Pas besoin de toutes ces étiquettes, mangeons un peu de tout et de tout un peu !

Faire le choix d'être ou de devenir végétarien est tout à fait respectable et souvent associé à une générosité ou, tout au moins, au désir d'avoir un comportement bénéfique pour la planète.

Manger est un espace de liberté qu'il est important de respecter. C'est aussi un lieu de rencontre où nous nous enrichissons de nos cultures. Nos sensibilités différentes font partie de la diversité humaine et de nos complémentarités. C'est donc un acte individuel qui caractérise ce que nous sommes, notre histoire, notre éducation, nos goûts, notre culture, nos convictions. Pour toutes ces raisons, cet espace de liberté est important à préserver. Il est essentiel de ne pas imposer ses choix alimentaires aux autres, fussent-ils défendables sur le plan éthique, moral, religieux, politique ou environnemental.

Proposer des menus végétariens, ou faire comprendre que notre omnivorisme n'est pas un carnivorisme, me semble une démarche éducative. Nous l'avions, par exemple, mise en place avec un certain succès, de 1983 à 2003, au restaurant d'entreprise de l'institut Pasteur de Lille sous forme de menus « alternatifs ». Imposer des menus végétariens dans les écoles comme menus « citoyens » et « laïcs » ne me semble pas une bonne chose : on ne décrète pas un changement de comportement. Demain, on pourrait pénaliser ceux qui ne mangent pas selon les règles de la République, ceux qui grossissent, ceux qui mangent des aliments qualifiés de « non sains »... ! On n'impose pas une conception de la vie, on la propose. Réglementer tous les actes de notre vie quotidienne devient une police de la pensée dangereuse : prêt à manger, prêt à penser.

Malheureusement, les interdits et les exclusions alimentaires se succèdent (et s'accélèrent) les uns après les autres depuis trente ans. Les aliments sont successivement dénigrés et accusés de tous les maux : le sucre, le beurre, le pain, la viande, le lait, le gluten, induisant des régimes « sans » à l'infini, dans une paranoïa incessante où le vrai du faux n'est pas distingué. Les alimentations particulières se répandent au risque de voir nos divisions s'étaler au grand jour à table, et au risque de ne plus pouvoir manger ensemble.

ÉPILOGUE

Du fait de son origine, de sa nature et de ses effets, et en raison du principe d'incorporation, la viande n'est pas un aliment comme les autres, elle cristallise toutes les tensions autour de la nourriture, tous les désirs, toutes les angoisses. Adulée ou rejetée, elle ne laisse pas indifférent. Elle fait profondément partie de notre omnivorisme.

Comme chef de file d'une famille importante d'aliments, elle est très utile pour ce qu'elle apporte, mais, comme tout aliment, elle n'est pas indispensable. Au sein d'une alimentation variée, sa consommation en quantité modérée est parfaitement compatible avec une santé préservée, alors que son excès est associé à une petite augmentation de certaines pathologies cardio-métaboliques et dégénératives. Certes, le végétarisme est possible, pourtant, il n'est pas souhaitable ni chez les jeunes enfants ni chez les sujets âgés, car les besoins en protéines et en fer sont mieux couverts par des produits carnés.

La consommation moyenne des Français en viande et en charcuterie n'est pas excessive, elle est même raisonnable, excepté chez certains adultes, hommes surtout : leur style alimentaire global est souvent moins satisfaisant et ils cumulent les risques du fait d'autres comportements inappropriés. La tendance est à la baisse en France depuis une vingtaine d'années, surtout pour la viande rouge, grâce à la prise de conscience d'une consommation qui était devenue trop importante. De plus, le végétarisme s'installe dans le paysage alimentaire français sous plusieurs formes : depuis le flexi-végétarisme, option nutritionnellement satisfaisante, le végétarisme, et enfin le végétalisme, option qu'un médecin ne peut approuver en raison de ses risques déficitaires et carentiels.

Au-delà des aspects nutritionnels, notre alimentation est l'objet d'autres enjeux économiques, environnementaux, éthiques, sociaux et sociétaux, qu'il faut considérer attentivement, sans instrumentaliser les aliments au service d'une idéologie. S'agissant de la viande, plus que d'autres aliments encore, la préoccupation légitime vient de la croissance de la demande mondiale, compte tenu de l'augmentation de la population et de son espérance de vie, et de l'enrichissement des pays émergents, demandeurs de protéines animales. La question est complexe, mais il faut aussi analyser, en termes écoenvironnementaux, l'utilité de l'élevage au pâturage et de l'agriculture intégrée, et les marges importantes en termes d'amélioration du bilan carbone ; d'un point de vue macroéconomique, le recours à des ressources protéiques locales pour l'alimentation animale est une voie très prometteuse.

Certes, nos modes d'alimentation doivent être de plus en plus respectueux et tenir compte de la chaîne alimentaire, mais le gaspillage est le premier scandale, avec des responsabilités à tous les échelons, y compris sur le plan individuel. Quant au bien-être animal, il fait partie de notre obligation et de notre responsabilité humaine, toutefois, il ne doit pas conduire à une confusion homme/animal et, encore moins, à oublier le respect de la vie humaine. Manger de la viande n'est pas incompatible avec le fait d'aimer les animaux et d'en prendre grand soin, comme le font le plus souvent la grande majorité des éleveurs.

Notre relation à la nourriture ne peut se résumer à tous ces aspects. Manger est aussi une culture, un partage, un plaisir, une évocation ; faire à manger est de l'ordre du symbole, également du don. Le repas nous rassemble, nous réjouit, ce qui représente aussi une forme de nourriture relationnelle et affective. Je forme le vœu qu'il ne nous divise pas, mais nous réunisse dans notre diversité de goûts, de traditions, que l'acceptation de nos différences nous fasse toucher du doigt la beauté de la nature humaine et l'unité de notre famille humaine. Je forme le vœu que nous ayons faim pour apprécier encore plus le plaisir de manger ; faim pour reconnaître à quel point nous avons la chance d'être nourris ; faim comme un besoin de connaissance, comme un désir de communion, comme un impératif de partage, de justice et de paix. Je forme le vœu que nos nourritures terrestres et spirituelles nous comblent, nous rapprochent et nous permettent de mieux vivre ensemble.

QUELQUES IDÉES DE MENUS POUR UNE SEMAINE ÉQUILIBRÉE

Le lecteur trouvera ci-après des exemples de menus pour les repas principaux des sept jours de la semaine. Quelle que soit l'option choisie, et sans se cantonner à une catégorie, ces repas procurent à la fois équilibre, diversité et plaisir gustatif.

Lundi

Menu « omnivore »

Soupe de potiron à la muscade

Poulet au four accompagné de riz sauce blanche et courgettes à l'ail

Yaourt au lait entier avec confiture

Compote d'abricots et rhubarbe

Menu végétarien

Tomates à la mozzarella

Tofu poêlé à l'huile d'olive et riz cantonnais

Crêpe sucrée à la cassonade

Mardi

Menu « omnivore »

Maquereau au vin blanc et aromates

Pommes de terre au beurre

Salade verte de saison

Fromage de Hollande vieux
Fraises
Pain complet

Menu végétarien
Salade de haricots blancs et oignons rouges
Pâtes complètes aux champignons et parmesan
Pomme au four

Mercredi
Menu « omnivore »
Asperges et œuf mimosa
Bœuf bourguignon, carottes Vichy et pommes de terre
Petit-suisse à 20 % MG
Compote de pommes à la cannelle

Menu végétarien
Salade de betterave, mâche et oignon rissolé
Polenta au fromage avec brocolis à la vapeur
Salade de fruits

Jeudi
Menu « omnivore »
Concombre aux fines herbes
Saucisse avec pommes de terre
Yaourt au lait entier et compote de pommes

Menu végétarien
Carottes râpées aux amandes
Pois chiches et riz à la catalane avec ratatouille
Faisselle de fromage blanc au miel

Vendredi
Menu « omnivore »
Avocat au citron
Carrelet rôti au four, riz pilaf et endives braisées

Saint-nectaire
Pain complet

Menu végétarien
Poireaux vinaigrette au vinaigre balsamique
Boulgour aux carottes et lentilles aux oignons
Comté d'alpage d'été
Poire cuite au chocolat
Pain complet

Samedi
Menu « omnivore »
Soupe de tomates
Omelette aux fines herbes, girolles et pommes de terre
Petit-suisse à 40 % MG au coulis de framboises

Menu végétarien
Salade de lentilles aux pommes
Courgettes farcies au pilpil
Fromage de chèvre frais
Pain complet

Dimanche
Menu « omnivore »
Toast au foie de morue
Lapin aux pruneaux et pommes de terre
Salade frisée aux noix et au roquefort
Sorbet citron

Menu végétarien
Porridge (flocons d'avoine) à la cassonade
Salade d'orange, carottes râpées, raisins secs, amandes grillées au rhum et cannelle

BIBLIOGRAPHIE

BURGAT FLORENCE, *La Cause des animaux. Pour un destin commun*, Buchet/Chastel, 2015.

CHARDON HÉLÈNE, BRUGÈRE HUBERT & ROSNER PIERRE-MICHEL, *Le Bien-être et la protection des animaux, de l'élevage à l'abattoir*, Publications du CIV, 2015.

COLLECTIF, « La nourriture. Rassasier la chair et l'esprit », *Christus*, n° 238, 2013.

COLLECTIF, *L'Atlas de la viande. La réalité et les chiffres sur les animaux que nous consommons*, Heinrich-Boll-Stiftung et Les Amis de la Terre, 2014, [www.amisdelaterre.org/atlasviande.html].

FISCHLER CLAUDE (dir.), « La nourriture. Pour une anthropologie bio-culturelle de l'alimentation », *Communications*, n° 31, 1979, [www.persee.fr/issue/comm_0588-8018_1979_num_31_1].

FISCHLER CLAUDE (dir.), *Manger magique. Aliments sorciers, croyances comestibles*, Autrement, 1994.

LAPORTE RENÉ & MAINSANT PASCAL, *La viande voit rouge*, Fayard, 2012.

LECERF JEAN-MICHEL, *Manger autrement*, Éditions institut Pasteur de Lille, 1984.

LECERF JEAN-MICHEL, *La Nutrition*, Privat, 1996.

LECERF JEAN-MICHEL & SCHLIENGER JEAN-LOUIS, *Nutrition préventive et thérapeutique*, Elsevier Masson, 2016.

LESTEL DOMINIQUE, *Apologie du carnivore*, Fayard, 2016.

MENU RICHARD, *Qui veut la peau de notre agroalimentaire ?* Les Sentiers du Livre, 2015.

POULAIN JEAN-PIERRE (dir.), « L'homme, le mangeur, l'animal. Qui nourrit l'autre ? », *Les cahiers de l'OCHA*, n° 12, 2007.

RIEUTORT LAURENT, RYSCHAWY JULIE, DOREAU AURÉLIE & GUINOT CAROLINE, *Atlas de l'élevage herbivore en France. Filières innovantes, territoires vivants*, Autrement, 2014.

TURINI THOMAS, *Influences de l'élevage et de la production de viande de ruminants sur le climat*, Publications du CIV, 2015.

TABLE

DANS LA MÊME COLLECTION

Pierre Athanaze, 2015.
Le Retour du sauvage.

Florence Burgat, 2015.
La Cause des animaux, pour un destin commun.

Marine Jobert & François Veillerette, 2015.
Perturbateurs endocriniens, la menace invisible.

Valéry Laramée de Tannenberg
& Yves Leers, 2015.
Menace sur le vin, les défis du changement climatique.

Franceline Marano, 2016.
Faut-il avoir peur des nanos ?

Jean-Marc Moriceau, 2015.
Le Loup en questions, fantasme et réalité.

Pascal Yiou, 2015.
Le temps s'est-il détraqué ?
Comprendre les catastrophes climatiques.

DANS LE DOMAINE DE L'ÉCOLOGIE

Farid Abdelouahab & Frédéric Denhez, 2014.
Les Colères du temps,
réalités et imaginaires des désordres climatiques.

Robert Barbault, 2014.
Au nom du vivant, plaidoyer pour réconcilier l'homme et la nature.

Tim Birkhead, 2014.
L'Oiseau et ses sens.

Jacques Blondel, 2012.
L'Archipel de la vie, essai sur la diversité biologique et une éthique de sa pratique.

Jacques Blondel, Guy Barruol & Régis Vianet (dir.), 2013.
L'Encyclopédie de la Camargue.

Mark Bowen, 2008.
Fragiles glaciers, la disparition des archives du climat.

Giorgos Catsadorakis, 2009.
Prespa, au cœur des Balkans, une histoire naturelle et humaine.

Frank Cézilly, 2006.
Le Paradoxe de l'hippocampe, une histoire naturelle de la monogamie.

Frank Cézilly, 2014.
De mâle en père, à la recherche de l'instinct paternel.

Daniel Chamovitz, 2014.
La Plante et ses sens.

Laurent Chazée & Étienne Géhin, 2012.
Say, femme poussang,
peuple de la forêt, de la montagne à la plaine, au Laos.

Philippe Claire, 2005.
Faire la pluie ou le beau temps.

Anne-France Dautheville, 2016.
Miscellanées des plantes.

Henri & Odile Décamps, 2004.
Au printemps des paysages.

ÉRIC FEUNTEUN, 2012.
Le Rêve de l'anguille, une sentinelle en danger. Petite encyclopédie sur un poisson extraordinaire.

TIM FLANNERY, 2013.
Penser la Terre, plaidoyer optimiste pour notre futur.

TIM FLANNERY, 2015.
Sauver le climat, tout est encore possible.

LINDA GARDELLE, 2010.
Pasteurs nomades de Mongolie. Des sociétés nomades et des États.

LINDA GARDELLE, 2010.
Pasteurs touaregs du Sahara malien. Des sociétés nomades et des États.

MICHEL GAUTHIER-CLERC, 2007.
Pôles en péril.

MICHEL GAUTHIER-CLERC, 2011.
Une mouette est morte à l'Assemblée nationale !

DAVID GOODSTEIN, 2005.
Panne sèche, la fin de l'ère du pétrole.

PHILIPPE GRANDJEAN, 2016.
Cerveaux en danger, protégeons nos enfants.

PAUL ISENMANN (DIR.), 2004.
Les Oiseaux de Camargue et leurs habitats, une histoire de cinquante ans (1954-2004).

LUCIEN LAUBIER, 2008.
Ténèbres océanes, le triomphe de la vie dans les abysses.

JEAN-CLAUDE LEFEUVRE, 2013.
Les Invasions biologiques, un danger pour la biodiversité.

JACQUES LESLIE, 2008.
La Guerre des barrages.

FRANÇOIS LETOURNEUX, 2016.
Le Mouvement des lieux. Petites histoires de paysages.

FRANÇOIS LETOURNEUX & NATHALIE FONTREL, 2014.
Chroniques du vivant. Les aventures de la biodiversité.

FRANCELYNE MARANO, ROBERT BAROUKI
& DENIS ZMIROU, 2015.
Toxique ?
Santé et environnement : de l'alerte à la décision.

VIRGINIE MARIS, 2016.
Philosophie de la biodiversité, petite éthique
pour une nature en péril.

RAPHAËL MATHEVET, 2004.
Camargue incertaine, sciences, usages et natures.

SERGE MORAND & GILLES PIPIEN (DIR.), 2013.
Notre santé et la biodiversité,
tous ensemble pour préserver le vivant.

MARIE-LAURE DE NORAY-DARDENNE, 2006.
Le Livre des Imraguen, pêcheurs du Banc d'Arguin
en Mauritanie.

THYMIO PAPAYANNIS (DIR.), 2010.
Un patrimoine à préserver, les zones humides
méditerranéennes.

GUILLAUME SAINTENY, 2012.
Plaidoyer pour l'écofiscalité.

ALEXIS SCHWARZENBACH, 2011.
WWF, cinquante ans au service de la nature.

GAIA VINCE, 2015.
Planète en marche, construisons ensemble le monde
de demain.

CET OUVRAGE
A ÉTÉ COMPOSÉ
PAR NORD COMPO
ET ACHEVÉ D'IMPRIMER
PAR L'IMPRIMERIE CHIRAT
À SAINT-JUST-LA-PENDUE
EN SEPTEMBRE 2016

RECYCLÉ
Papier fait à partir de matériaux recyclés
FSC® C074713
FSC www.fsc.org

Dépôt légal : septembre 2016
Numéro d'impression : 201608.0009
Imprimé en France sur du papier recyclé

Nos ouvrages sont publiés selon un cahier des charges respectueux de l'environnement et avec les objectifs suivants :

– utiliser des papiers recyclés ou dont les fibres de bois proviennent de forêts durablement gérées ;
– travailler avec des imprimeurs dont la proximité géographique nous permet de limiter notre empreinte écologique ;
– privilégier le numérique chaque fois que c'est possible (e-book, catalogue, promotion) ;
– réintégrer les retours en stock pour éviter les pilons.

Des choix éco-responsables